男性不育症古代文献选读

主编 仲崇副 王福 韩强

中医古籍出版社

图书在版编目（CIP）数据

男性不育症古代文献选读／仲崇副，王福，韩强主编．—北京：中医古籍出版社，2023.3
ISBN 978-7-5152-2082-6

Ⅰ.①男… Ⅱ.①仲…②王…③韩… Ⅲ.①男性不育-中国医药学-文献-汇编-中国-古代 Ⅳ.①R277.59

中国版本图书馆 CIP 数据核字（2021）第 147994 号

男性不育症古代文献选读
主编 仲崇副 王福 韩强

责任编辑	张磊
文字编辑	车佳欣
封面设计	宝蕾元
出版发行	中医古籍出版社
社　　址	北京市东城区东直门内南小街 16 号（100700）
电　　话	010-64089446（总编室） 010-64002949（发行部）
网　　址	www.zhongyiguji.com.cn
印　　刷	北京市泰锐印刷有限责任公司
开　　本	710mm×1000mm 1/16
印　　张	15.5
字　　数	230 千字
版　　次	2023 年 3 月第 1 版 2023 年 3 月第 1 次印刷
书　　号	ISBN 978-7-5152-2082-6
定　　价	68.00 元

编委会

主　审　郭　军（中国中医科学院西苑医院）
　　　　高兆旺（山东中医药大学附属医院）
主　编　仲崇副（山东中医药大学附属医院）
　　　　王　福（中国中医科学院西苑医院）
　　　　韩　强（首都医科大学附属北京中医医院）
副主编　仕冶达（山东省妇幼保健院）
　　　　郁　超（上海中医药大学附属龙华医院）
　　　　张爱民（陕西中医药大学附属医院）
编　委（排名不分先后）
　　　　王　永（济宁市中西医结合医院）
　　　　王　福（中国中医科学院西苑医院）
　　　　马春亮（济南市第三人民医院）
　　　　仕冶达（山东省妇幼保健院）
　　　　史卓卓（山东中医药大学附属医院）
　　　　仲崇副（山东中医药大学附属医院）
　　　　纪　云（山东中医药大学附属医院）
　　　　刘　祺（湖北省中医院）
　　　　刘丰瑞（山东中医药大学）
　　　　刘胜京（中国中医科学院西苑医院）
　　　　张爱民（陕西中医药大学附属医院）

张　星（扬州市中医院）
陈腾飞（山东中医药大学附属医院）
李亚琦（枣庄矿业集团枣庄医院）
郁　超（上海中医药大学附属龙华医院）
贾珍珍（潍坊护理职业学院）
黄文杰（浙江大学医学院附属第二医院）
梁志刚（山西中医药大学附属医院）
韩　强（首都医科大学附属北京中医医院）

序一

习近平总书记指出，中医药是打开中华文明宝库的钥匙。发展中医药事业，关键是要做到正确传承、科学发展。中医典籍是中医药发展的活水源头，是男性生育研究的巨大宝藏。

千百年来，由于受到儒家思想的影响，中华民族形成了"优生优育"的生育观；从《黄帝内经》到《傅青主男科》等，历代医家在其医著论述中都不同程度地阐释了男性生育的理论及临床实践总结，为中华民族的人口繁衍做出了巨大的贡献。时至今日，中医学者对于男性生殖问题的研究依然孜孜不倦。

在现代生活背景下，受环境、饮食结构和作息方式的改变等众多因素的影响，男性生育能力呈现逐渐下降的趋势，令人堪忧。目前中西医对于男性不育症的研究都有了很大的进步，临床治疗也取得了一定的效果，特别是随着 20 世纪出现的人工辅助生殖技术，部分生育问题得到了解决，但临床中依然存有很多生育相关的问题需要进一步探索和研究。

中医自古重视传承。《素问·上古天真论》指出"二八肾气盛，天癸至，精气溢泻，阴阳和，故能有子"，强调了藏精的"肾"在男性生殖过程中的重要地位，奠定了以"肾"为核心的男性生育理论。后世医家不断总结古人的经验，并结合自身的临床实践，总结、凝炼出更多的感悟和思考，不断著书立作，阐述自己的见解，众彩纷呈，促进了中医药治疗男性不育症从理论到实践的更好发展，也为后人继承精华，守正创新，运用相关理论治疗男性不育症等创造了条件，如"脑-心-肾-精室"轴理论即是在继承经典与结合当前男科疾病病因病机变化的基础上提出的。该理论把"肾"作为辨证体系的核心，将"精室失用"作为男性不育症发病的最终环节，强调"心身同调""整体与局部同治"，是对当前中医男科辨治体系的补充。

问渠那得清如许，为有源头活水来。中医男科界有一批青年医生，他们已经认识到要解决临床问题，必须熟知经典、传承经典、临用经典，汲取中医经典中的营养。本书作者在通读各家经典的基础上，结合现代男性不育症的诊疗现状，梳理总结出部分古代中医典籍及医家对男性生育问题的经典论述条文，以飨读者，以期获得新的思路与指导，不失为一种有效继承经典和发展中医的模式。

概观此书，继承古籍之智慧，广博医家之学识，篇幅精炼，实用性强，必将为男性不育症的诊疗增添光彩，故乐之为序。

中国中医科学院首席研究员

中国中医药信息学会男科分会会长　　　郭军

中国中医科学院西苑医院男科主任医师

2020 年 11 月

世界卫生组织（WHO）规定，夫妇不采用任何避孕措施生活1年以上，由于男方因素造成女方不孕者，称为男性不育症。男性不育症不是一种独立的疾病，而是由某一种或很多疾病与因素造成的结果，中医按其原因可分为精少、精薄、精冷、精凝、脓精、无精、不射精等几种类型。

中医对男性不育症有较深刻的认识，清代《辨证录》中将其归纳为"六病"："凡男子不生育有六病。六病何谓？一精寒、二气衰、三痰多、四相火盛、五精稀少、六气郁。"

中医对于不育症的治疗更是有着丰富的资料记载。《广嗣纪要》是一部专论生育的女科书，但其在"调元"篇中，设有治疗男性不育症的方剂，其优者如壮阳丹、养精种子方、血余固本阳丹、乌发种子方、补阴丸等。

《女科准绳》中也有治疗男子不育的记载，并引了凡先生语云"聚精之道，一曰寡欲，而曰节劳，三曰息怒，四曰戒酒，五曰慎味"，且附有治疗男子无子的葆真丸、聚精丸、五子衍宗丸等男子专用方。

《秘本种子金丹》是讲男性不育症内容最丰富的生育专著，该书对男子无子的病因病机叙述得较为详尽，并设有治疗男子不育的各种专用方剂。

除上述古籍之外，还有许多论述生育的专书，如《广嗣要语》《广嗣须知》《求嗣秘本》《祈嗣真诠》《种子类纂》《妙一斋正印种子编》《种嗣玄机》《广生编》等，在男性不育症诊治中均有重要的参考价值。

通过梳理历代医家对不育的论述，可以得出以下结论：肾主藏精，主发育与生殖。肾精充盛，则人体生长发育健壮，性功能及生殖功能正常。肝主藏血，肝血充养，则生殖器官得以滋养，婚后房事得以持久。脾主运化，水谷精微得以布散，精室得以补养，才能使精液充足。凡肾、肝、脾、心等脏腑功能失调均可影响生殖功能，出现精少、精弱、精寒、精薄、精热、精稠、阳痿、早泄、不射精等症，乃至引起男性不育症。

辨证分型治疗是中医治疗男性不育症的主要方法，历代医家对不育的论述基本上可以归纳为以下九个证候：肾阳不足（与其类似的有命门火衰、肾气不足、脾肾阳虚等型）、肾阴亏损（与其类似的有肾精不足、肝肾阴虚、阴虚火旺、精血两虚等型）、心脾两虚（与其类似的有气血不足、中气不足等型）、心肾不交（惊恐伤肾、肾气逆乱与其相似）、肝气郁滞、肝火亢盛、湿热内蕴、痰阻宗筋、精血瘀阻。

本书溯本求源，以中医经典为基础，认真梳理与不育有关的经典条文，围绕与不育有关的主题，根据时代的发展顺序，纵向整理与不育相关的历代文献，分门别类，总结与中医种子有关的理、法、方、疾、名著等内容，汇为一辑，能够让读者通过学习历代的经典论述，系统把握男性不育相关学说的发展脉络，准确地洞察古代医家诊治不育的真髓，有利于在中医男科的临床实践中发挥中医整体观念和辨证诊治的优势，为解除生育困扰患者做出更有价值的贡献。

值此书即将出版之际，以此为序，亦为贺。

山东中医药学会男科专业委员会主任委员

山东中医药大学附属医院主任医师　　高兆旺

2020 年 11 月

前 言

育龄夫妇同居1年以上，性生活正常，未采取任何避孕措施，由于男方因素造成女方未孕者，称为男性不育症。不育症分为绝对不育和相对不育两类，前者系男方有先天或后天解剖生理缺陷，以致女方不能受孕；后者指有受孕可能，但因某种原因阻碍受孕或降低生育能力，致使女方不能受孕。目前，男性不育症临床治疗尚不理想，故总结古代医籍对男性不育的证治，对临床具有重要的指导意义。

中国医药学有数千年的历史，关于男科学的内容十分丰富，不乏男性不育生理特点、病因病机、辨证施治等相关文献。"不育"之词最早见于《易经》，渐卦中既有"妇孕不育"的记载并认识到"男女媾精，万物化生"。《山海经·中山经》有诸如"青要之山……其中有鸟焉，名曰鴢，其状如凫，青身而朱目赤尾，食之宜子""员叶而白柎，赤华而黑理，其实如枳，食之宜子孙""鹿蜀佩之宜子孙"等有关男性不育症的治疗方法和药物的记载。当时，在婚姻制度上也提出了一些合理的主张，《礼记》载："三十曰壮，有室"；《周礼》载："男三十娶，女二十嫁""礼不娶同姓"；《左传》载"男女同姓，其生不蕃"。这些主张具有一定的科学性，对于中华民族的健康繁衍起到了非常重要的作用。

生育能力不仅仅是一个医学问题，更是一个关乎民族发展潜力的社会问题。但人类进入20世纪以来，生育能力一直在下降。除了经济文化因素在一定程度上制约了人们的生育愿望外，医学临床也发现人类的自然生育能力也在不断地下降。文献和大量临床实践表明，肥胖、酗酒、熬夜等颇具现代社会特点的生活方式，正越来越成为导致男性不育的重要原因。而这些因素，恰恰与中国古代智慧所强调的养生观念相违背。古人所讲的"日出而作，日落而息"，《黄帝内经》的"真气内守""法于阴阳，和于术数。食饮有节，起居有常，不妄作劳"等生活理念，虽看似简单，但现代人却很难做到了。

"种子"是古人治疗不育症的一种称谓，《女科经纶·嗣育门》有云："种子之道有四，一曰择地。地者，母血是也。二曰养种。种者，父精是也。三曰乘时。时者，精血交感之会合也。四曰投虚。虚者，去旧生新之初是也。"可见生育与男女双方均有关联，与父精母血的充盛有关。

读经典，做临床，本书正是基于此意，集男科英才收罗古代文献于一书，本着"尊重原著，有所创新"的原则，精心挑选有借鉴意义的条文摘抄于前，结合临证体会解读于后，章节结构清晰，前后呼应，对于指导中医临床大有裨益，以方便现代之人读之、习之、悟之，而后用之。

最后，感谢中国中医科学院西苑医院郭军教授、山东中医药大学附属医院高兆旺教授百忙之中作序。本书虽数易其稿，反复斟酌，仍难免有不妥之处，恳请读者批评指正。

本书出版得到国家自然科学基金（NO：82174217、82174392）、国家中医药管理局中医药传承与创新"百千万"人才岐黄学者资助项目（国中医药人教函〔2022〕6号）、中国中医科学院科技创新工程（NO：CI2021A02201）资助。

目录

01 第一章
　　种子之理　　\001

02 第二章
　　种子之法　　\051

03 第三章
　　种子之方　　\069

04 第四章
　　种子之疾　　\189

05 第五章
　　种子名著　　\207

第一章

种子之理

【原文】 上古之人，其知道者，法于阴阳，和于术数。食饮有节，起居有常，不妄作劳，故能形与神俱，而尽终其天年，度百岁乃去。今时之人不然也，以酒为浆，以妄为常，醉以入房，以欲竭其精，以耗散其真。不知持满，不时御神，务快其心，逆于生乐，起居无节，故半百而衰也。

——《素问·上古天真论》

【注】 上古之人，知"天地之道"，遵循阴阳之消长，行事符合天文术数历法，不背天而行。饮食有节制，生活起居有规律，不使身心过劳，所以能使外形及精神皆强盛，而安享天年，历百岁方去。现今时下之人不然，暴饮无度，使反常的生活成为习惯。醉后行房，为满足欲望而使阴精竭绝，使真气耗散。不知保持精气的充满，不知统驭精神，只求心欲之发泄，毫无节制地作乐，生活起居无节律，故年龄一过五十，即衰老退化。

现代许多人生活作息不规律，即使没有生病，许多人也处在亚健康的状态，会导致部分男性的精液质量下降，同样也会使女性月经不规律，不仅可能导致一系列生育问题，还会使人过早地衰老，正气无力抗邪，从而引发各种疾病。

【原文】 阴阳和，故能有子。

——《素问·上古天真论》

【注】 王冰注云："男女有阴阳之质不同，天癸至则精血之形亦异，阴静海满而去血，阳动应合而泄精，二者通和，故能有子。"张介宾《类经》注解为："男女真阴，皆称天癸，天癸既充，精乃溢泻，阴阳和合，故能生子。"并在"附种子说"中进一步阐释："有子之道，必阴阳合而后胎孕成。"日本喜多村直宽《素问劄记》云："阴阳和，盖谓男子二八而阴阳气血调和耳。"伊泽裳轩《素问释义》云："阴阳和，故能有子，言丈夫为阳，而肾气盛，精气溢者，二气融和也。非丈夫之和，则不能使女子妊孕也。能字有意，旧注

以为男女交媾，非是。"以上二位医家从男子角度出发，将"阴阳"理解为"气血"，认为"阴阳和"是"二气融和"，所谓"二气"应该是阴阳二气，具体指就是气血。这种解释是比较合理和深入的，而且对临床也很有指导意义。森立之《素问考注》云："又于男子曰阴阳和，则平生男女之道，男倡女随而交合，亦男行之女应之之意（一作义）太明。"这里将"阴阳和"理解为"男倡女随"，"男行之女应之"是说男女夫妻关系的和谐，夫唱妇随。综上，"阴阳和，故能有子"可理解为：在男女气血调和的基础上进行交媾，才能够怀孕生子。

【原文】丈夫八岁，肾气实，发长齿更。二八，肾气盛，天癸至，精气溢泻，阴阳和，故能有子。三八，肾气平均，筋骨劲强，故真牙生而长极。四八，筋骨隆盛，肌肉满壮。五八，肾气衰，发堕齿槁。六八，阳气衰竭于上，面焦，发鬓颁白。七八，肝气衰，筋不能动，天癸竭，精少，肾藏衰，形体皆极。八八，则齿发去……今五藏皆衰，筋骨解堕，天癸尽矣，故发鬓白，身体重，步行不正，而无子耳。

——《素问·上古天真论》

【注】男子以八年为一个发育阶段，到了八岁左右，肾脏的精气开始充实，表现为毛发渐盛，牙齿更换；十六岁左右，肾气充盛，天癸成熟，并发挥作用，表现为精满溢泻，体内的阴阳之气调和，从而有了生育能力；二十四岁左右，肾气已经充满，表现为筋骨坚实有力，智齿长出，身高也已达到了最大限度；三十二岁左右，筋骨更加强盛，肌肉丰满健壮，身体也最健全盛壮；四十岁左右，肾气衰退，表现为头发开始脱落而变得稀疏，牙齿也开始松动枯槁；四十八岁左右，人体上部的阳气开始衰退，表现为面容焦枯，鬓发斑白；五十六岁左右，肝气衰退，不能养筋，则筋骨活动不便，动作迟缓；六十四岁左右，肾气大衰，天癸竭尽，肾脏精气衰弱，形体也显得困惫，牙齿毛发脱落，人进一步衰老。

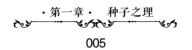

此文论述男子生理的规律,指出生殖的物质基础为"天癸",而且天癸的"至"与"竭"受肾气的盛衰影响。可见,人体的生殖之精,不仅统属于肾,而且赖肾所主。肾气盛,则天癸盛,男子精液正常排泄,具有生育能力;肾气衰,则天癸竭,男子精少,丧失生育功能。上述之论充分展示了男子生殖功能的出现、成熟、衰竭与肾气盛衰的紧密联系。《黄帝内经》所言肾精,既包括禀受父母之精的生殖之精,也包括后天水谷之精,前者受后天之精的资养,构成人体生命的原始物质,后者得先天之精的资助,由脏腑化生,两者互资互用,共同完成生命的孕育及生长发育过程。

【原文】帝曰:有其年已老而有子者,何也?岐伯曰:此其天寿过度,气脉常通,而肾气有余也。此虽有子,男不过尽八八,女不过尽七七,而天地之精气皆竭矣。帝曰:夫道者,年皆百数,能有子乎?岐伯曰:夫道者,能却老而全形,身年虽寿,能生子也。

——《素问·上古天真论》

【注】"天寿过度"是与生俱来的天赋,属于先天因素。"肾气有余"既有先天的因素,也有后天的因素。因为肾气由肾精而化,肾精包括先天之精和后天之精。先天之精又称生殖之精,禀受于父母。后天之精又称脏腑之精,由脏腑化生水谷精微而成。只要五脏六腑功能正常,后天之精就可以不断得到补充,而肾气自然能保持充盛状态。正如《景岳全书》所说:"先天有定数……固当听乎天也,若后天之道,则参赞有权,人力居多矣。"

"气脉常通",是相对女子七七"地道不通"而讲的。《素问·上古天真论》中"地道不通"(月经停止来潮)的前提是"任脉虚,太冲脉衰少,天癸竭",即随着"天癸竭"的到来,冲任二脉渐渐虚衰,气血无法聚于胞宫而化经水。可以想象,如果女子七七尚"气脉常通",天癸延迟枯竭,月事按时而下还是有可能的。"肾气有余"是"生子"的基础,"气脉常通"是"生子"的条件,再加"天寿过度",自然"年已老而有子"。

纵观当今社会,"未老先衰""年未老却无子"者,比比皆是。空气污染、环境因素之外在毒素;"形体少动、饮食自倍"之体质下降;欲望太强、工作压力过大之气血失调;熬夜耗神、睡眠不足之精血亏虚等,不一而足。"职业病""文明病""富贵病""代谢病"乃"肾气不足"和"气脉欠通"之基础病。如今男性精液量越来越少,精子密度越来越低,精子畸形率越来越高,精液质量越来越差。近几年来,世界卫生组织将男性精液标准一改再改,精子密度从20世纪80年代的6千万每毫升改为20世纪90年代的2千万每毫升;正常形态精子率从20世纪80年代的50%改为20世纪90年代初期的30%,20世纪90年代末又改为15%,以至如今降为4%。虽然环境因素不可抗拒,但可以通过中药补肾强精、益气通脉,再结合养生保健,来改善生育功能。

【原文】胞络者,系于肾。

——《素问·奇病论》

【注】杨上善《黄帝内经太素》注:"任、冲之脉起于胞中,为经络海,故曰胞脉也。"胞脉又名胞络,指联系胞宫的经络,主要是八脉中的冲脉和任脉。因这两条经脉均起于胞中,与女子的月事、妊娠有直接关系。肾与生殖之胞,通过经络直接联系,而男女阴器通过足少阴经筋而隶属于肾。肾居于下焦,奇经八脉起于下焦,其中任、督、冲三脉皆起于胞中,而联系于肾,间接说明肾与胞宫有着密切的关系。肾象水,"足少阴其经也,与膀胱合"(《诸病源候论·五脏六腑病诸候》)。《灵枢·本脏》云:"经脉者,所以行血气而营阴阳,濡筋骨,利关节者也。"经络的功能活动称为"经气",其生理功能主要表现在:沟通表里上下、联系脏腑器官,通行气血、濡养脏腑组织,感应传导及调节人体各部分机能等方面。足少阴肾经经气不足,亦会影响其内联脏腑之功能,呈现出肾经经气虚候。

辨证论治不应拘泥于一门,各科医理相通,病因病机相似,细心揣摩,对男科临证很有启示。冲、任、督三脉均起于胞中,一源三歧,"胞"在男子为精室,在女子为胞宫,皆为肾所主,故男科之前列腺炎、附睾炎、精囊炎等疾病与妇科之盆腔炎、附件炎等皆为盆腔、胞宫或精宫之病,病机相似,治法相通,可相互参考,将治妇科病之法用于男科,有"异病同治"之理。

【原文】肾者,主蛰,封藏之本,精之处也。

——《素问·六节藏象论》

【注】肾有储藏五脏六腑之精,供身体生长发育的机能,宜固密,不宜耗泄,故称肾为"封藏之本"。张志聪说:"冬令之时,阳气封闭,蛰虫深藏。肾主冬藏,故为蛰,封藏之本。"《素问·金匮真言论》:"夫精者,身之本也。"精有先天之精和后天之精。先天之精禀受于父母,藏于肾;后天之精,为饮食水谷所化生,亦藏之于肾。由于肾是全身精气归藏之所,故为"精之处"。肾中精气,只宜固藏,不宜耗泄,又为生长发育、繁衍后代之资源,故喻为封蛰,称之为"封藏之本"。

相同的论述,在《黄帝内经》的其他篇章也有不少。如《素问·上古天真论》指出:"肾者主水,受五脏六腑之精而藏之。"这里肾者主水,就是指肾藏精的功能;"受五脏六腑之精而藏之",则是说五脏六腑的精气都贮藏于肾中。《素问·五脏别论》则说:"所谓五脏者,藏精气而不泻也",这里所说五脏藏精气,是指广义的精气,包括精、气、血、津液等。如《灵枢·本脏》所说:"五脏者,所以藏精神血气魂魄者也。"狭义之藏精,就是指肾主藏精。

男性不育,从现代医学分析原因非常复杂,然而从中医角度来看,主要责之于肾精和肾气之不足。肾精与肾气的关系又是功能与物质的关系,即肾精是肾气的物质基础,尤其是肾中所藏之生殖之精的充盈与否决定能否生育,充盈则能育,亏虚则不能育或不易育。造成肾精亏虚主要有两个方面的原因:一是生成不足,二是耗损太过。生成不足方面多半是先天禀赋不足、后天五脏亏虚导致，生精不足。耗损太过，多半是劳伤，即劳心、劳力和房劳太过，致使阴精暗耗。不论何种原因，最终导致肾失封藏而致肾不藏精，肾不藏精或肾无精可藏，精少则天癸生化乏源，故不育。

【原文】北方色黑，入通于肾，开窍于二阴，藏精于肾。

——《素问·金匮真言论》

【注】《素问·上古天真论》中论及天癸的"至"与"竭"，受肾气的盛衰影响，可见，人体的生殖之精不仅统属于肾，而且赖肾所主。肾气盛，则天癸盛，女子月事以时下，男子精液正常排泄，具有生育能力；肾气衰，则天癸竭，女子闭经，男子精少，则丧失生育功能，充分展示了男女生殖功能的出现、成熟、衰竭与肾气盛衰的紧密联系。《黄帝内经》提及的肾精，既包括禀受父母之精的生殖之精，也包括后天水谷之精，前者受后天之精的资养，构成人体生命的原始物质，后者得先天之精的资助，由脏腑化生，两者互资互用，共同完成生命的孕育及生长发育过程。

【原文】帝曰：有病胸胁支满者，妨于食，病至则先闻腥臊臭，出清液，先唾血，四肢清，目眩，时时前后血，病名为何？何以得之？岐伯曰：病名血枯，此得之年少时，有所大脱血，若醉入房中，气竭伤肝，故月事衰少不来也。

——《素问·腹中论》

【注】王冰对于血枯的解释是"夫醉则血脉盛，血脉盛则内热，因而入房，髓液皆下，故肾中气竭也。肝藏血以养人，脱血故肝伤也。然于丈夫则精液衰乏，若女子则月事衰少而不来"。王冰关于血枯一病的注解切合《黄帝内经》之意。在女子则表现为"月事衰少不来也"，然于男子则表现为"精液衰乏"。马莳、张志聪皆从王冰注解，马莳在《黄帝内经素问注证发微》中说："……在丈夫则精液衰乏，女子则月事衰少不来也。"张志聪在《黄帝内

经素问集注》中说："……在女子则月事衰少不来矣……在男子则伤精……"可见，血枯并非专为女科而设，其在女子表现为"月事衰少不来"，在男子则为"伤精""精液衰乏"。

对于血枯病之原因，张介宾认为"致此之由，其源有二：一则以少时有所大脱血，如胎产既多及崩淋吐衄之类皆是也。一则以醉后行房，血盛而热，因而纵肆，则阴精尽泄，精去则气去，故中气竭也。夫肾主闭藏，肝主疏泄，不惟伤肾，而且伤肝，及至其久，则三阴俱亏"。年少时有大脱血，直接伤及血；夫血乃中焦水谷之汁，专精者行于经隧，为经脉之血，其流溢于中者，注于肾脏而为精；又"气为血之帅，血为气之母"，大脱血则精气血俱随血脱。《内经》云："以酒为浆，以妄为常，醉以入房，以欲竭其精……"因酒者大热，能助火，一进入体内，先承者为肺，肺乃五脏华盖，属金性燥，而酒性喜升，肺气必随其上升，肺既受贼邪侵伤，便不能滋养肾水；又酒醉后行房，血盛而热，气血流溢，因而肆纵，而阴精尽泄。精去则无以化气，"精也者，气之精者也"（《管子·内业》），精化气，气摄精，故精去气亦竭衰。夫肾藏阴精，肝司阴器，房劳不唯伤肾，且伤肝。张介宾认为血枯之病机，主要是肝肾两伤，精、气、血俱虚。

血枯在于男子表现为"伤精""精液衰乏"，女子则为"月事衰少不来"，在此专论其于男子的表现。血脱或醉入房中，致肝肾两伤，精、气、血俱虚，然其本为精，其根为肾。《素问·六节藏象论》云："肾者，主蛰，封藏之本，精之处也。"《素问·上古天真论》曰："肾者主水，受五脏六腑之精而藏之。"肾所藏之精，既包括先天之精，又包括后天之精。肾所藏的先天之精，是人体先天的基础，它禀受于父母，充实于后天，包括两个方面：一是与生俱来的、有生命的物质，是人体生命活动的基础，即所谓"人始生，先成精"（《灵枢·经脉》），以及"生之来，谓之精"（《灵枢·本神》）之"精"，故具有濡养、化血、化气、化神等功能。二是指人类生殖繁衍的基本物质，即所谓"男女媾精，万物化生"（《易经》），"两神相搏，合而成形，常先身生，是谓精"(《灵枢·决气》)。可见,先天之精藏之于肾,并在人体出生之后得到后天之精的充养,成为人体生育繁殖的基本物质,故又名之曰"生殖之精"。又因"精血同源""乙癸同源",伤肝则肝血与肾精之间不能相互滋生、相互转化,肝血不足而肾精不能滋生。所以血枯的根本是肾精的虚损与不足,甚至是衰竭匮乏。肾精(无形之精,藏于肾)是化生生殖之精(有形之精,藏于精室)的物质基础。肾藏精,主生殖,司生长发育,故《黄帝内经》曰"丈夫二八,肾气盛,天癸至,精气溢泻,阴阳和,故能有子……今五脏皆衰,筋骨解堕,天癸尽矣,故发鬓白,身体重,行步不正,而无子耳"。男子"伤精","精液衰乏",则五脏虚损,生殖之精化生无源或减少,表现为无子,即现在的男性不育症。

【原文】形不足者,温之以气;精不足者,补之以味。

——《素问·阴阳应象大论》

【注】张介宾曰:"此正言彰之之法,而在于药食之气味也。以形精言,则形为阳,精为阴;以气味言,则气为阳,味为阴。阳者,卫外而为固也;阴者,藏精而起亟也。故形不足者,阳之衰也,非气不足以达表而温之;精不足者,阴之衰,非味不足以实中而补之。阳性暖,故曰温;阴性静,故曰补。"杨上善认为:"谓寒瘦少气之徒,补其阳气也,五脏精液少者,以药以食五种滋味而补养之。"王冰曰:"气谓卫气,味谓五脏之味也……卫气温则形分足矣……精不足者,补五脏之味也。"马莳认为:"此言用药之不偏也……形不足者,当温之以味也……精不足者,当补之以气也……而味不可以无气,故戒之曰:形不足者,当温之以气,毋专用味焉可也,所谓独阴不生者是也……而气不可以无味,故戒之曰:精不足者,当补之以味,毋专用气焉可也,所谓孤阳不成者是也。"张志聪曰:"形,谓形体肌肉,精,谓五脏之阴精。夫形归气,气生形,温热气盛者,主补阳气,故形不足者,当温之以气。五脏主藏精者也,五味入口,各归所喜,津液各走其道,故五味以

补五脏之精。"李中梓曰："此彰之之法也。阳气衰微，则形不足，温之以气，则形渐复也。阴髓枯竭，则精不足，补之以味，则精渐旺也。"

根据《黄帝内经》此语与前后文的关系，"形不足者，温之以气；精不足者，补之以味"其实就是对"因其衰而彰之"的进一步阐释，就是讲如何根据阴阳虚衰的实质，运用不同的药物，以治疗虚证。张景岳指出，"衰者气血虚，故宜彰之。彰之者，补益气血，而使气血复彰也"。可以明确"形不足"与"精不足"皆是指虚证而言，以阴阳为纲，分别采用温阳益气与滋阴添精的治疗方法。

《素问·生气通天论》言"阴之所生，本在五味"，指出五味能助长阴精。临床上阴精不足常可导致生长发育迟缓或生殖功能低下，出现小儿五软、五迟，或成人形体消瘦、腰膝酸软、耳聋耳鸣等症，多选用河车大造丸或大补阴丸等补肾填精之方，选用紫河车、龟甲、鳖甲、猪脊髓、鹿茸等血肉有情之品进行治疗，常可获得良好疗效。《素问·至真要大论》曰"劳者温之"，《素问·举痛论》言"劳则气耗"，过劳气虚者，可用温补之法进行治疗。认识《内经》中关于药物气味的理论并以之指导实践，既要不失经旨应有的临床价值，还有必要进一步探讨以发掘其实质意义。

【原文】阴阳者，血气之男女也。

——《素问·阴阳应象大论》

【注】气血是构成人体的基本物质之一，《灵枢·本脏》云："人之血气精神者，所以奉生而周于性命也。"而精神是在气血的基础上产生的，《灵枢·平人绝谷》云："血脉和利，精神乃居。"《黄帝内经素问集注》曰："阴阳之道，其在人则为男女，在体则为气为血。"

【原文】能知七损八益，则二者可调，不知用此，则早衰之节也。年四十而阴气自半也，起居衰矣；年五十，体重，耳目不聪明矣；年六十，阴萎，气大衰，九窍不利，下虚上实，涕泣俱出矣。

——《素问·阴阳应象大论》

【注】七损八益：《内经》中并未明确解释七损八益的具体含义，故历代医家对此众说纷纭，比较公认的说法有：

房事养生说：《天下至道谈》中谈到七损八益，指的是在房事生活中对人体有补益作用的八种做法和有损害的七种情况。七损：一曰闭，二曰泄，三曰竭，四曰勿，五曰烦，六曰绝，七曰费；八益：一曰治气，二曰致沫，三曰知时，四曰畜气，五曰和沫，六曰积气，七曰待盈，八曰定倾。另外，丹波康赖《医心方》所引《玉房秘决》之文与该文近似。古人七损八益的房事养生法，首先，强调事前嬉戏，使双方性兴奋都达到一定程度时，方可行房。如有一方尚未激起性兴奋，则不可强行其事。其次，强调房事要适度，不可恣情纵欲，滥施泄泻，过度消耗精力。

生长规律说：唐代王冰认为"女子以七七为天癸之终，丈夫以八八为天癸之极。然知八可益，知七可损，则各随气分，修养天真，终其天年，以度百岁。《上古天真论》曰：女子二七天癸至，月事以时下。丈夫二八天癸至，精气溢泻。然阴七可损，则海满而血自下；阳八宜益，交会而泄精。由此则七损八益，理可知矣"。《万氏家传养生四要》更是进一步说明"盖七者，女子之数也，其血宜泻而不宜满。八者，男子之数也，其精宜满而不宜泻"。即是说，七损八益应解释为女子月经应按时而来，不按时便是病，故称损；男子精气应当满盈充实，不充实便是病，故称益。

疾病症状以阴阳为纲说：杨上善《黄帝内经太素·阴阳》根据《素问·阴阳应象大论》中"阳胜则身热，腠理闭，喘粗为之俯仰，汗不出而热，齿干以烦冤，腹满、死，能冬不能夏；阴胜则身寒，汗出，身常清，数栗而寒，寒则厥，厥则腹满、死，能夏不能冬"之论，认为"阳胜八益为实，阴胜七损为虚"。八益是指"阳胜"之身热、腠理闭、喘粗、俯仰、汗不出而热、齿干、烦冤、腹满死8个症状，七损是指"阴胜"之身寒、汗出、身常清、数栗、寒、厥、腹满死7个症状。但后世医家认为其存在强凑七八之数的嫌疑，另外与下文的文义也难以贯通，所以接受度不高。

阴阳术数说：张介宾《类经·阴阳类》从阴阳术数的角度指出"七为少阳之数，八为少阴之数。七损者言阳消之渐，八益者言阴长之由也。夫阴阳者，生杀之本始也，生从乎阳，阳不宜消也；死从乎阴，阴不宜长也"。反之，即为早衰之由。这里张介宾根据《易经》中阳进阴退的阴阳术数之说，将"七"指为"少阳之数"，"八"指为"少阴之数"，又结合其自身的扶阳抑阴的学术主张进行了阐发。

【原文】邪气盛则实，精气夺则虚。

——《素问·通评虚实论》

【注】对于这一句话，历代医家比较公认的观点是"邪气盛则实"是指因邪气盛而导致的一类证候，此时邪虽盛而正气犹能抵抗，是以邪气盛为矛盾的主要方面的一种病理反应。如丹波元简谓："邪气之客于人身……已入而精气旺，与邪俱盛则为实，如伤寒胃家实证是也。""精气夺则虚"指正气不足或正气虚损而导致的一类证候。如丹波元简谓："若夫邪入而客，精气不能与之相抗，为邪气所夺则为虚，如伤寒直中证是也。"张志聪也认为："邪气者，风寒暑湿之邪；精气者，荣卫之气也。盖邪气有微盛，故邪盛则实，正气有强弱，故精夺则虚。"近年来也有学者认为，"邪之所凑，其气必虚"，在任何一个疾病的发生发展过程当中，本质上都有正气亏虚和邪气亢盛的两个部分，构成疾病的一体两面。当疾病在某个阶段表现为邪气实，它也必然存在正气虚的一面，当疾病在某个阶段表现为正气虚，它也必然存在邪气实的一面，即邪正虚实，是一个疾病不可分割的一体两面。临床应随时根据病情的演变辨证论治，调整治疗方案，万不可将一个疾病刻板地划分为若干个虚实证型，而无视疾病动态变化的这一个本质。男性不育中既有实证，又有虚

症,要辨证论治。

【原文】阳道实,阴道虚。

——《素问·太阴阳明论》

【注】本句意在阐明足太阴脾经与足阳明胃经的生理功能和病理变化。"阳道实,阴道虚"是脾胃生理、病理特点的高度概括。阳明胃经的病证,津液易伤,病多从燥化、热化,故以热证、实证多见;而太阴脾经之病,阳气易伤,病多从湿化、寒化,故以寒证、虚证多见。因而,后世有"实则阳明,虚则太阴"一说。但历代医家对此句注解不一,根据生理病理和临床运用,对阴阳的含义及虚实的理解各有不同。

杨上善在《黄帝内经太素》中提到"阳为天气主外,故阳道实也;阴为地气主内,故阴道虚也",从天地阴阳的角度来解释。马莳言:"人身本与天地相参,故天在外,主包天地,地在内,主承于天。人身六阳气犹天气也,主运于外;人身六阴气犹地气也,主运于内。阳运于外者为实,阴运于内者为虚。"其认为"阳道实,阴道虚"是人体正常的阴阳和六经之气运动的表现。明代张景岳注云:"阳刚阴柔也。又外邪多有余,故阳道实。内伤多不足,故阴道虚。"是从"精气夺则虚,邪气盛则实"的病理的角度,通过外感内伤发病的不同,阐明"阳道实,阴道虚"的含义。认为外感之邪,首先侵犯阳经阳腑,多见邪气盛的实证;内伤之因,多先累及阴经阴脏,而见正气不足的虚证。日本医家森立之认为阴阳为阴血、阳气,其注曰:"无形之阳气养有形之阴质,故常实;有形之阴质受无形之阳气,故常虚。人身之气血者,阳气常实于外,阴血常虚于内,虚故阳气乘其虚,滋养阴血;实故阴血受其实,而含蓄阳气。所以气常实,形常虚也;自无虚隙谓之实,自不闭塞谓之虚也"。

从男科疾病的角度来讲,"阳道实,阴道虚"也有一定的指导意义,尤其是对于男性不育症患者,其疾病发生在睾丸附睾者,其病多为内伤,病位多

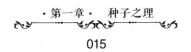

归属肝脾肾,其病性多为虚证,表现生精功能的减弱,精子数量少及活动力低下,治疗就以补益滋养为主;而对于由外伤或感染等疾病导致的不育,病位多在局部,病性多为实证,多表现为精道的壅滞,治疗就以散邪疏通为主。

【原文】冲脉、任脉,皆起于胞中。

——《灵枢·五音五味》

【注】《黄帝内经》多处提及"胞",就生殖之胞而言,后世有狭义和广义之分。狭义之"胞"指女子胞,即子宫,是月经和孕育胎儿的场所。广义之"胞"则不分男女,含义更广泛。经络学中,任、督、冲脉男女皆有,均起于胞中,在女子为胞宫,在男子为精室(宫)。从脏腑的生理功能而论,胞宫蓄藏精(经)血和孕育胎儿,精室贮藏精液,功能近似脏的"藏";胞宫排出经血和分娩胎儿,精室排出精液,类似于腑的"泄"。生殖之胞与脏腑既同又异,是一个"亦脏亦腑,非脏非腑,能藏能泄的特殊器官",故称之为"奇恒之腑"。从经络循行而论,生殖之胞还与冲、任、督三脉直接联系。

从解剖部位来说,胞宫位于下,与心、肾关系密切。心主血,肾藏精,精化血,精血同源,精血互生,心血、肾精充足,通过络脉输注到胞宫,化生精(经)血,妊养和娩育胎儿。精室亦居下焦,既能生成、贮藏精液,又能排泄精液,具有"亦脏亦腑,能藏能泄"的特性,为男子"奇恒之腑"。

【原文】肝足厥阴之脉,起于大趾丛毛之际,上循足跗上廉,去内踝一寸,上踝八寸,交出太阴之后,上腘内廉,循股阴,入毛中,环阴器,抵小腹,挟胃,属肝,络胆,上贯膈,布胁肋,循喉咙之后,上入颃颡,连目系,上出额与督脉会于巅。其支者,从目系下颊里,环唇内。其支者,复从肝别贯膈,上注肺。

——《灵枢·经脉》

【注】前阴为宗筋所聚,又肝主筋,绕阴器,故肝统前阴。肝体阴而用

阳，肝寄相火，主升主动，具有鼓动阴器、启闭精窍、主司精液走泻的作用，肝阳盛则阳道得以温煦、振奋，故《辨证录》称"肝气旺而宗筋伸"。阴茎以筋为体，以气为用，肝气行于筋，则阴茎伸缩自如，勃起正常；阴器不用，则多归责于足厥阴肝经。许多不育症与勃起功能障碍相关，不能勃起无法行房事，导致不育。

精血同源，肝肾同源，肝与肾两者在功能上密不可分。足厥阴经病候中有"遗溺闭癃"，阴器主排泄尿液和精液，肝失疏泄，阴器开阖失司，则为遗尿或遗精，若肝经湿热下注，尿不得出则为闭癃。

【原文】足厥阴之筋……上循阴股，结于阴器……其病……阴器不用，伤于内则不起，伤于寒则阴缩入。

——《灵枢·经筋》

【注】肾虽主生殖，但与肝的疏泄及藏血功能密不可分。肝疏泄正常，气血调和，冲任协调，则精气疏泄，宗筋荣养，男子阴茎伸缩自如，勃起正常，女子阴道润畅。女子以月经胎孕，男子以精泻生育，故能"男女媾精，万物化生"。因此，肝血不足，血海亏虚，血不能化精，可致肾精亦亏。天癸不能蓄积而泌，则女子胞宫失养，经产不调；男子肾衰精少，不能生育。

【原文】两神相搏，合而成形，常先身生，是谓精。

——《灵枢·决气》

【注】杨上善云："一气者，真气也。真气在人，分一以为六别，故惑其义也。但精及津、液与气，异名同类，故皆称气耳。雄雌二灵之别，故曰两神。阴阳二神相得，故谓之薄（通"搏"）。和为一质，故曰成形。此先于身生，谓之为精也。"马莳云："精、气、津、液、血、脉，分而言之则有六，总而言之则曰气，故此谓之曰一气，而下则曰六气。"《周易》曰："男女媾精，万物化生。"盖当男女相媾和之时，两神相合而成人，生男女之形，此精

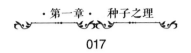

常先身而生，有其精斯有其形，夫是之谓精也。张介宾云："六者之分，总有气化，故曰一气，而下文云六气者，亦以形不同而名则异耳，故当辨之。两神，阴阳也。搏，交也。精，天一之水也。凡阴阳合而万形成，无不先从精始，故曰常先身生，是谓精。"按《灵枢·本神》曰："两精相搏谓之神"，而此曰"两神相搏，合而成形，常先身生，是谓精。"盖彼言由精以化神，此言由神以化精，二者若乎不同，正以明阴阳之互用者，即其合一之道也。

【原文】夫人禀五常，因风气而生长……若五脏元真通畅，人即安和。

——《金匮要略·脏腑经络先后病脉证治第一》

【注】先天不足，后天失调，是男科病证的病因病机。五常，即五行，指金、木、水、火、土五种物质元素。一个"禀"字，道出了先天禀赋的差异，即先天不足、禀赋虚弱，可出现男科病证。如五脏真气正常，人即平安无病；反之，元真不通畅，人即失安和，甚或出现男科病证。隐睾、无精子症、阴茎短小等与先天不足有关。

【原文】千般疢难，不越三条。一者，经络受邪，入脏腑，为内所因也；二者，四肢九窍，血脉相传，壅塞不通，为外皮肤所中也；三者，房室、金刃、虫兽所伤。以此详之，病由都尽。

——《金匮要略·脏腑经络先后病脉证治第一》

【注】要保持健康，就要注意摄生；如摄生不慎，可伤及脾肾而引起男科病证。如五劳七伤，尤其是房室所伤，即性生活过度，可发生阳痿、早泄、遗精、滑精等男科病证，从而引起继发不育。饮食自倍，膏粱厚味，可导致消渴病，消渴病耗精伤津，致使男性患者多并发阳痿或性功能低下。忧属七情之一，忧伤是心因性阳痿的重要原因之一。过度酗酒，酒性彪悍，刚阳过度，必然劫阴；酒性属湿，湿浊困肾，可导致阳痿或性功能低下。各种劳伤可致脏腑经络筋骨百骸损伤，虚劳之病，穷必及肾，可引起男性不育。

【原文】见肝之病，知肝传脾，当先实脾。

——《金匮要略·脏腑经络先后病脉证治第一》

【注】"治未病"是《金匮要略》的特色。一是未病先防，在未出现男科病证以前，就先做好预防，如积极锻炼身体、保持五脏元真通畅、注意摄生、房事或非房事的性活动适度、饮食避免辛辣煎炸、避免久坐不动等。二是患了男科病证要早治，包括身、心的治疗，以免迁延难治。三是治疗未病的脏腑，男科病证多与肾有关，按五脏乘传之理，见脾土有病，就要注意调理肾脏。

【原文】虚劳里急，诸不足，黄芪建中汤主之。虚劳诸不足……薯蓣丸主之。

——《金匮要略·血痹虚劳病脉证并治第六》

【注】"虚劳"是男科病证的主要证候。诸不足，指气血阴阳都不足。虚极指虚的程度极度严重，指身体状况极差。虽未明确提出阳痿、早泄等症状，但虚劳的某些证候表现，可作为男科病证表现的补充。脉象表现也是虚，如"夫男子平人，脉大为劳，极虚亦为劳"。所以对男科病证的辨证，要抓住虚的本质。

【原文】男子脉浮弱而涩，为无子，精气清冷。

——《金匮要略·血痹虚劳病脉证并治第六》

【注】此条是论虚劳无子证，说明男子精气交亏而清冷不温，故无子，这是对于男性不育的最早记载。脉浮为阴精不足，脉弱为真阳不足，脉涩为精血衰少，精亏血寒，阳气不足，故精气清冷，不能成胎而无子。正如《巢元方病源·虚劳无子候》所云："丈夫无子者，其精清如水，冷如冰铁，皆为无子之候。"

肾阳除对机体各组织器官起推动温煦作用外,同时也温煦肾所藏的生殖之精。生殖之精在肾阳温煦之下,产生与女性生殖之精结合的活力,若虚劳伤肾而失温,精液清冷而丧失相应活力,就会产生"精冷"无子证。此证类于精子稀少证、精子活力低下证、精液不液化证,临证治疗,自当温肾阳、补命火,一则可温煦精液,提高精子活力,二则可化生精液。

沈明宗《张仲景金匮要略》:"此以脉断无子也。男精女血,盛而成胎,然精盛脉亦当盛,若浮弱而涩者,浮乃阴虚,弱为真阳不足,涩为精衰,阴阳精气皆为不足,故为精气清冷,则知不能成胎,谓无子也。盖有生而不育者,亦是精气清冷所致,乏嗣者,可不知之而守养精气者乎。"

刘渡舟《金匮要略诠解》指出,本条是论述肾阳不足的虚劳病。由脉浮弱而涩推论病情,可知涩为精血衰少,弱为肾阳不足,浮为虚阳不潜,精气不敛。肾之阴阳精气不足,故精气清冷,所以无子。本证阴阳精气交亏,有阴无阳不能生,有阳无阴不能长,是为"精气清冷"之意。

【原文】夫失精家,少腹弦急,阴头寒,目眩发落,脉极虚芤迟,为清谷亡血失精。精极令人无发,发肤枯落,悲伤喜忘,意气不行。

——《金匮要略·血痹虚劳病脉证治第六》

【注】伤精期、虚劳极期,津血大亏,而精血同源、相互滋生,血旺则精足,血虚则精亏,在亡血的基础上,病情进一步加重,进入虚劳极期——伤精阶段。"精极"是形体虚衰的严重阶段,五脏六腑皆衰,形体俱极。肾藏精,"精极"恐为后世"久病及肾"理论之先河。对于伤精期,《千金翼方》又以"七伤"进一步描述其临床表现:"一曰阴寒,二曰阴痿,三曰里急,四曰精连连而不绝,五曰精少,囊下湿,六曰精清,七曰小便苦数,临事不卒"。虚劳极期伤精者,表现出皮肤枯槁、头发稀疏,男性遗精、阳痿、早泄、精冷不育,女性不孕等一派精血损伤的症状。

【原文】足厥阴之别,名曰蠡沟,去内踝上五寸,别走少阳。其别者,循经上睾,结于茎。其病气逆则睾肿卒疝,实则挺长热,虚则暴痒,取之所别。

——《针灸甲乙经·十二经脉络脉支别第一(下)》

【注】本段分层介绍了足厥阴肝经别络的起始部位和循行分布路线、主病特点以及针刺取穴原则。即足厥阴肝经的别出络脉,名叫蠡沟。该别络起自内踝上五寸处,别走足少阳胆经的经络;它的一支别行经脉,沿本经上至睾丸,归于阴茎。临床上,如果本络脉发生病变,患者一般多表现为邪气上逆,且多伴见睾丸肿大,并突发疝气暴痛等不适;对于那些病情属于实证的,则患者阴茎挺直而长;而对于那些病情属于虚证的,则患者阴部多表现为奇痒。至于临证治疗本病,则应取本经别出的蠡沟穴予以针刺。

足厥阴肝经,简称肝经,为十二经脉之一。

生殖系统与足厥阴肝经有密切的关系。在经络与人体健康的关系中有一个重要的规律,就是一条经络所循行的地方,都是它濡养的地方,当这条经络出现问题的时候,其所循行经过的地方也会出现问题。因为足厥阴肝经从脚上起源,循着腿的内侧绕着生殖系统部位上行。从足厥阴肝经的循行路线可以看出,肝经经过生殖系统,所以当肝经失衡的时候,生殖系统也会出现问题。若足厥阴肝经的气血不通,出现气血阻滞,会引起精液质量异常。

【原文】足厥阴之筋,起于大指之上,结于内踝之前,上循胫,上结内辅之下,上循阴股,结于阴器,络诸经(一作筋)。其病:足大趾支内踝之前痛,内辅痛,阴股痛,转筋,阴器不用,伤于内则不起,伤于寒则阴缩入,伤于热则纵挺不收。治在行水清阴器。其病转筋者,治在燔针劫刺,以知为数,以痛为输,名曰季秋痹。

——《针灸甲乙经·经筋第六》

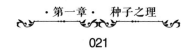

【注】本段系统地论述足厥阴经筋的循行路线及其病变引起的病证。足厥阴经筋从足大趾的上边起始,向上结聚内踝之前,沿着胫骨内侧,结聚胫骨内踝的下方,直沿大腿内侧,结于生殖器,以此联络足三阴及足阳明的经筋。足厥阴经筋发病为:足大趾强滞不适,内踝前部痛,膝内侧部痛,大腿内侧痛、转筋,阴器不能运用。若房劳过度,耗伤阴精则阳痿不举,导致继发不育。伤于寒邪,则阴器缩入;伤于热邪,则阴器挺长松弛。治疗本病,应采用利水渗湿及清化湿热的方法,调节厥阴经之气。

【原文】虚劳阴冷候,阴阳俱虚弱故也。肾主精髓,开窍于阴。今阴虚阳弱,血气不能相荣,故使阴冷也。久不已,则阴萎弱。

——《诸病源候论·虚劳病诸候下》

【注】男科病证可见局部症状,"虚劳腰痛"最为常见。腰为肾之府,男科病证多有虚劳现象,肾阴阳两虚,腰失所养而腰痛。房劳过度、遗精、滑精、前列腺病变等均易出现腰痛。阴寒、阴头寒也较为常见。阴指前阴,阴寒指前阴寒冷。肾阳不能温煦前阴,故前阴寒冷。阴头寒也指前阴寒冷,其机理与阴寒类似。阴寒、阴头寒多见于阳虚之人或失精家(即久患遗精、滑精、房劳过度不育者)。

【原文】论曰:肾主水,受五藏六腑之精而藏之。若肾气虚弱,则足少阴之经不利,故其证腰背酸痛,小便滑利,脐腹痛,耳鸣,四肢逆冷,骨枯髓寒,足胫力劣不能久立。故曰:故诊左手尺中,神门以后阴脉虚者,为少阴经病,令心闷下重,足肿不可按,盖足少阴肾之经也。

——《圣济总录·卷第五十一·肾脏门》

【注】这里条文解释的是肾脏的主要生理功能。肾在五行属水,主全身的水液代谢,肾主藏精,包括"先天之精"和"后天之精"。"先天之精"禀受于父母的生殖之精,与生俱来,是构成胚胎发育的原始物质;"后天之精"指

通过脾胃运化而来的水谷之精气，以及脏腑生理活动中化生的精气通过代谢平衡的剩余部分。"先天之精"和"后天之精"来源不同，但都藏之于肾，二者相互依存，相互为用。

如果肾气虚弱，肾精亏虚，就会导致足少阴肾经经气循行不通畅，主要表现为腰背酸痛、小便频数、小腹疼痛、耳鸣耳聋、四肢寒冷，甚至寒入骨髓，腿部无力不能久站。如果切脉会发现左手尺脉处的肾脏脉虚弱无力，说明为少阴经病，表现为心胸憋闷、下腹部坠胀，同时会出现下肢水肿。

【原文】论曰：肾脏虚损，阳气痿弱者，由嗜欲不节，劳伤肾气，精血耗竭，腑藏虚损，血气不能充养故也。

——《圣济总录·卷第五十二·肾脏虚损阳气痿弱》

【注】肾脏虚损，导致肾阳虚一般是由以下几方面引起的：其一，素体阳虚，指因先天或后天的因素，导致人体阴阳失衡，累及肾脏，至阳气虚衰；其二，年高肾亏，肾脏阳气虚衰，肾脏的年轻程度决定着人体的年轻程度，反之，随着人体的衰老，人的肾脏也开始走向衰弱；其三，久病伤肾，任何疾病发展到严重程度，都可累及到肾，导致肾脏阳气虚衰，故肾病多为虚证；其四，房劳过度，性生活不节制，如性生活过于频繁、早婚或手淫频繁等，均可耗伤肾阳；其五，过恐伤肾，人的不同情志与五脏有相对应的规律，如心在志为喜、肝在志为怒、脾在志为思、肺在志为忧、肾在志为恐，故恐惧过度可致肾气不固。

本证主要以房劳过度，性生活不节制，早婚或过于频繁手淫等，损伤肾中阳气，精血过耗，最终引起脏腑功能虚损，血气不能充养，导致不育疾病。

【原文】论曰：肾劳者，劳伤肾也，肾伤则少精，腰背痛，难俯仰，小便不利，时有余沥，阴痛囊湿生疮，少腹满急，厥逆下冷，皆其候也。经所谓强力入水，久坐湿地伤肾，特伤肾之一端尔。

——《圣济总录·卷第八十六·虚劳门》

【注】中医学认为"肾藏精"是其重要的生理功能之一，先天生殖之精与后天水谷精微化生之精均内藏于肾，主人体的生长发育生殖机能。因过劳伤肾所致的结果主要是耗竭其精，导致肾劳的发生。包括以下几个方面：其一，久病伤肾，久病不愈，失于调养，损耗精气而导致肾虚；其二，年老体衰，男女自幼年开始肾精逐年充盛，至壮年则达极盛，而到了老年则因肾气衰退呈现衰老；其三，房劳过度，房事不节，房劳过度则耗伤肾精，肾精流失过多，元阳因之亏损而导致肾虚。

肾虚则少精，容易出现精少、精弱、精清，甚至影响生育，同时有腰背疼痛，屈伸不利，小便不畅，淋漓不尽，甚至点滴而下，外阴部疼痛，阴囊潮湿生疮，小腹部拘急冷痛，得热缓解；经常水中作业，或者久居潮湿环境的，更容易引起肾脏的损伤。

【原文】论曰：《内经》曰：肾者主蛰，封藏之本，精之处也，盖肾受五藏六腑之精而藏之，气盛则输泻有常，虚劳之人，精气已亏，邪气乘之，则藏者不固，或于梦寐，或于便溺，而漏失无常也。其证少腹强急，阴头寒，目痛，发落，其脉数而散，芤动微紧者是也。

——《圣济总录·卷第九十一·虚劳失精》

【注】"肾者主蛰"指肾有潜藏、封藏、闭藏之生理特性，是对其藏精功能的高度概括。肾的藏精、主纳气、主生殖、司二便等功能，都是肾主蛰藏生理特性的具体体现。五脏六腑之精藏之于肾，肾气封藏则精气盈满，人体生机旺盛。

若肾气封藏失职，则会出现精关不固，导致梦寐遗精、无梦而遗甚至清醒滑精，从而出现精少、精冷、精薄最终导致不孕不育的情况发生。同时肾气虚不能固摄还会引起喘息、遗尿，甚则小便失禁、多汗、大便滑脱不禁等。少腹弦急，是小腹拘紧、拘急的意思，此为木气不升，横塞于少腹，故弦硬而紧急；肝肾之阳虚，故阴头寒冷，"阴头寒"是指感觉到阴部前头都是冷冰的；阳不内交，升泄于上，则头目见眩晕，或掉发、脱发；脉极虚者，是芤迟沉弦细小之义，此为下利清谷，亡血失精，伤极元气之证。脉得诸芤动微紧：芤者，血脉内空；动者，气郁发而不能，郁勃而不息也；或为代，断续而不连也；微者阳微，紧者阴寒，皆阴中无阳。

【原文】论曰：五脏六腑皆有精，腑脏调和，则精常输泻，若腑脏衰，则形体皆极，令人少气吸吸，五脏内虚，齿焦毛发落，悲伤喜忘，目视不明，耳聋行步不正，身体重，是皆精极之候。然精极有虚极，有实极，凡阳邪害五脏，阴邪害六腑，阳实则从阴引阳，阴虚则从阳引阴，阳病主高，高则实热，则宜泻于内，阴病主下，下则虚寒，故体重耳聋。行步不正，若邪气入脏则咳，咳则多涕唾面肿气逆也，此邪气逆于六腑，淫虚厥于五脏，所以精极，治法形不足者，温之以气，精不足者，补之以味，当治其微。若甚则五阴气俱绝，绝即目系转而目精夺，是为志先死，不可救矣。

——《圣济总录·卷第九十二·精极》

【注】精极为六极之一。"六极"属于虚劳病中的一种，是形体虚衰到非常严重程度的一种表现。"六极"病中"精极"则与其他脱胎于"五体"概念的五极有很大的区别，是一种更加严重的虚损。孙思邈曰："夫精极者，通主五脏六腑之病候也。若五脏六腑衰，则形体皆极，眼视而无明，齿焦而发落，身体重则肾水生，耳聋，步行不正"（《备急千金要方·肾脏·精极第四》）。可伴见羸瘦、惊悸、阳痿、遗精、白浊等症。

《黄帝内经》曰："夫精者，身之本也。"可见，"精"是构成人体的本源之一，是非常重要的。"精气"的虚损，可以导致身体全面虚衰。因此，当"精气"极度虚衰的情况下，必然会导致"五脏六腑衰""形体皆极"的情况

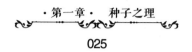

发生。同时，精与肾的关系是非常密切的，精极有可能会出现"目视无明，齿焦而发落，身体重则肾水生，耳聋，行步不正"等肾虚的症状。由此可见，精极，是在其他五极虚衰的基础上进一步发展的结果。"肾藏精"，精极的概念也是开后世"久病及肾"理论之先河。

形不足者，温之以气，意指由于中气虚而产生的形体虚弱，须用温药补养中气，则脾能健运，营养增加，使肌肤形体逐渐丰满；精不足，指人体的精髓亏虚，应补之以厚味，使精髓逐渐充实。厚味，指富于营养的动植物食品，也指厚味的药物，如熟地黄、肉苁蓉、鹿角胶等药。

【原文】论曰：《内经》谓肾者主水，受五脏六腑之精而藏之。又曰，肾之合骨也，骨者，髓之府。故嗜欲过伤，精髓耗惫，则必用补肾之剂以益之。凡病虚则补之，不必专用热药。若肾虚之证，尤当以益精髓为先。

——《圣济总录·卷第一百八十五·补益门》

【注】中医学认为，骨并非独立存在的，无论是生理还是病理上，它都属于肾功能的范畴。中医理论明确提出，"肾藏精主骨髓"，《素问·宣明五气》也说"肾主骨"，说明骨的强弱与肾之精气的盛衰有着极大的联系。肾精充足，骨髓生化有源，骨骼得以滋养，便会强健有力，骨质坚韧，活动自如；肾精亏虚，骨髓生化无源，骨骼失养，便会痿弱无力，甚至影响骨骼发育。

因肾主藏精，而精能生髓，髓居骨中，骨赖髓以充养。若肾精充足，则骨髓生化有源，骨骼得到髓的充分滋养，而坚固有力。反之，肾精虚少，骨髓化源不足，骨骼失去濡养，则出现骨髓空虚，骨骼脆弱无力，甚至发育不足，如小儿囟门迟闭、骨软弱无力、少精甚至无精等。若肾为邪气所伤，以致肾精不足，而致骨髓空虚，则出现腰膝酸软，甚至腿痿难行。

因此，长期嗜欲过度，损伤精髓，需要以补肾填精为治疗大法，不必一味只用温热的药物。假若有肾虚的症状，也应当以补精益髓为先。

【原文】论曰：肾主水，受五藏六腑之精而藏之，所谓天一在藏本立始也。若肾藏衰，精气不固，或因溲而出，或因闻见而溢，或因虚劳，漏泄精气。或因邪气乘虚，客于阴为梦遗，皆肾虚也，宜补以固之，故法宜以涩去脱。

——《圣济总录·卷第一百八十五·补益门》

【注】肾主水，藏精是肾藏的主要功能。精气即"后天之精"，是维持生命、滋养人体各部组织器官并促进机体生长发育的基本物质；藏肾本脏之精即"先天之精"，亦即男女媾精的精气，这是生育繁殖的最基本物质，它和人的生殖、生长、发育和衰老有关。这一部分精的生成、储藏和排泄，均由肾主管。肾是先天的根本，接受其他脏腑的精气而储藏起来，五脏的精气充旺，肾精的生成、储藏和排泄才能保持正常。一般临床上所说的精关不固，主要是指肾气亏虚，不能固精引起的精从小便而出，梦寐失精；遇到视听刺激遗精或者因身体虚劳导致精气不固，同时伴有腰膝酸软，神疲乏力，阳痿早泄，不孕不育，耳鸣失聪，小便频数而清，或尿后余沥不尽，或遗尿，或夜尿频多，小便失禁等症状。

常以补肾固精、益气固脱为治疗大法，常用药物有金锁固精丸、寿胎丸等等。

【原文】论曰：人之有身，不自爱惜，竭情纵欲，遂致劳伤筋骨，肝肾虚弱，精气不足，则骨髓枯竭，形体消瘦，气血既虚，则百病斯作，故为虚损也。肾主骨，肝主筋，补肝养肾，使精血气实，则所以筋骨自壮也。

——《圣济总录·卷第一百八十六·补虚壮筋骨》

【注】肝肾阴虚，一般是随着年纪不断的增长，气血津液不断耗伤，导致肝肾的阴亏阴虚；或者年轻时，不爱惜自己的身体，恣情纵欲，损伤肝肾之精。肾主骨，肝主筋，肝肾之精，不能滋养筋骨，一般来讲，表现为腰膝酸

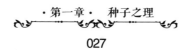

软、乏力倦怠、形体消瘦，男子可能会出现阳痿早泄，或者出现生殖能力下降引起不育，同时伴有眼干口干、脾气急躁、情绪易怒等症状。

所以我们应当及时补养肝肾，使肝血旺，肾精足，从而使我们的身体筋骨壮实而不至于过早衰老。

【原文】论曰：《内经》谓腰者，肾之府，转摇不能，肾将惫矣。膝者，筋之府，屈伸不能，行则偻附，筋将惫矣。盖肾主腰，肝主筋，筋聚于膝。若肾藏虚损，肝元伤惫，则筋骨受病，故腰膝为之不利。

——《圣济总录·卷第一百八十六·补虚理腰膝》

【注】在肾虚的表现里面，最常见的四个字就是"腰膝酸软"。中医认为，"腰为肾之府"，经常纵欲的人，肾中精气亏虚，腰、膝就会出现空、痛、冷、酸、沉、乏力的感受，且不耐久劳，特别是站立时间久了，这种不适感明显加重。因为"久立伤骨"，站得久了，就会导致肾气不足，特别是站姿不正确，腰部不放松，导致脊柱的生理曲度增大，反过来也会导致腰部不适，活动受限，屈伸不利。

膝关节是筋脉之所聚，为肝所主，如果肾精亏虚，也会致肝之精血亏虚，不能濡养膝关节，导致膝部酸软、冷痛，活动受限，屈伸不利，腿脚无力，行走不稳。相反，肾气充足，两条腿就特别有力，走路稳重，古人形容为"安步当车"，就是说走路稳健，好像车一样缓缓行驶，没有起伏波动。

男人肾虚不仅耗精伤肾，还有一个最直接的影响就是，导致男性的内分泌失调、生殖功能下降、精子质量降低，出现性欲降低、阳痿、早泄、遗精、精子减少及精子活动力减低等表现，进而造成男性不育。

【原文】或曰：分男分女，吾知之矣。男不可为父，女不可为母，与男女之兼形者，又若何而分之耶？余曰：男不可为父，得阳气之亏者也；女不可为母，得阴气之塞者也。兼形者，由阴为驳气所乘而成，其类不一。以女函男有二：一则遇男为妻，遇女为夫；一则可妻而不可夫。其有女具男之全者，此又驳之甚者。

——《格致余论·受胎论》

【注】此条文指出男性不育的主要原因责之于肾虚。男子以气为本，以阳为重，肾阴的滋养和肾阳的温煦决定了精子的生成，肾气的盈亏决定精子的质量好坏。肾虚则精气不足，精液精子产生量少，活动率欠佳，易发生少精症、弱精子症，从而影响生育功能。

【原文】微阳不能射阴，谓男子阳精微薄，虽遇女人，血海虚静之日，流而不射，多不成胎。盖因平时嗜欲不节，施泄太多所致。法当补益精元，兼用工夫存养，无令妄动，候阳精充实，方授投虚之法，一举而成矣！

两尺脉大或数，小便常赤，未交易兴，既交易泄，或自遗、梦遗、真精不固，治在补阴。

两尺脉微或迟，小便常清。阳事不举，勉力入房，未竟先萎，或所泄清冷微薄，治在补阳。

——《摄生众妙方·卷之十一·子嗣门》

【注】男子射精无力，精液流出而不是射出，多是平时纵欲过度，施泄过多，导致肾精亏虚。此类患者精液质量常不佳，治疗时当补肾益精，同时注意保精节欲，不要妄动欲念。尺脉大或数，早泄、滑精、遗精等，要注意滋阴益精。尺脉微或迟，小便清长，阳痿，勃起不坚，精液清冷，要注意壮阳。

【原文】然男子阳道之不强者，由于肝肾之气不足也。肾者作强之官，肝者罢极之本。肝之罢极，由于肾之强作也，故阴痿而不起不固者，筋气未至也。肝主筋，肝虚则筋气不足矣。阴起而不坚不振者，骨气未至也。肾主骨，肾虚则骨气不足矣。又有交接之时，其精易泄，流而不射，散而不聚，冷而

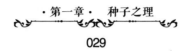

不热者,此神内乱,心气不足也。凡有此者,各随其脏气不足而补之。

——《广嗣纪要·调元篇》

【注】肾藏精,寓元阴元阳,主生殖,开窍于阴器,为"作强之官,伎巧出焉";肝藏血,主疏泄,调畅气机,司宗筋。宗筋者,一指一身之筋,二特指男子前阴。肾精、肝血是性器官生理活动的物质基础,肾气为其动力,肝气疏泄则使其气机通畅,血液充盈,当举则举。情欲平复之后,血液归藏于肝,当痿则痿。心乃君主之官,情欲萌动,阳事之举,必赖心火之先动,如若忧虑伤心,心血暗耗,心火不动,则心难行君主之令,而阴茎软而不举。肾虚精亏,真阳衰微,精亏失润,阳衰失温,则纵筋不振,无以作强。肝失疏泄,气机阻滞,气血不达宗筋,则宗筋不聚,阳事难举。脾之经筋皆聚于阴器,脾失运化,气血生化乏源,宗筋失养,乃阳事不举。故阳痿之病位在宗筋,与脏腑经络、气血阴阳失调皆相关,主要病位在肾、肝、心、脾。

临床治疗总的原则为补肾疏肝、健脾益气、行气活血,恢复前阴宗筋气血正常运行。年轻而体壮者,病多在心肝,实证者为多,治以调和心肝为主;年老体弱者,病多在脾肾,虚证或虚实夹杂证者为多,治以调补脾肾为先。本病往往因郁致痿或因痿致郁,在辨证基础上适当加入解郁安神、行气活血之品,常可提高疗效。同时注意正确运用心理疏导方法。

【原文】人之娶妾,不可不择,观其相,决之于卜。命不足信,盖有假装年月以欺人者。勿择其美,有美者,必有恶。如叔向之母,论夏姬之女是也。勿择其族类,芝草无根,醴泉无源也。

——《广嗣纪要·择配篇》

【注】老夫配少女或老妇配少男,虽也可生子,但不是最佳选择;男子不宜娶美妻;同族不可结婚;女有螺、纹、鼓、角、脉五不宜,男有生、犍、变、半、妒五种病,均难结胎而有子。但是占卜作为择配主要依据,不仅荒

谬，而且与现代学术主张不符。

【原文】夫种子之道有四，一曰择地，二曰养种，三曰乘时，四曰投虚是也。盖地则母之血也，种则父之精也，时则精血交感之会也，虚则去旧生新之初也。予尝闻之师曰：母不受胎，气胜血衰故也。衰则伤于寒热，感于七情，气凝血滞，荣卫不和，则经水先后不一，多寡不均，谓之阴失其道，何以能受？父不种子，气虚血弱故也。弱则原于色欲过度，伤损五脏，五脏皆有精而藏于肾，精既弱，譬之射者力微矢弱，安能中的！谓之阳失其道，何以能施？

——《寿世保元·庚集七卷·求嗣》

【注】成功孕育后代需要具备很多条件，女性身体无恙，男性生体健康，并且行房时间合适。男性不育为气虚血弱，源于过度纵欲，耗伤肾精，肾精亏虚导致不育。

【原文】究斯二者，皆由己之不能自实，以致真元耗散，阴涸阳枯，遂成不孕者多矣。动辄归咎天命，不亦误哉？故必地盛则种可投，又必时与虚俱得焉，则未有不成孕而生子者矣。虽然至难养者，精与血，至难遇者，时与虚，苟不凭以药饵之力，示以调摄之宜，候以如期之法，则养与遇者竟茫然矣。是知种子之法，以调经养精为首，而用药须审平和，夫妇尤必各相保守，旬日之间，可使精与血俱盛，所待者时也。

——《寿世保元·庚集七卷·求嗣》

【注】对于生殖障碍要遵循调经养精之法，女性调经，男性养精，治疗要互相配合，"使精与血俱盛"。

【原文】因人无子，语男则主于精，语女则主于血，着论立方，男以补肾为要，女以调经为先，而又参之以补气行气之说……天下之男无不父，女无不母矣。

——《济阴纲目·卷之六·求子门》

【注】治疗男女无子，男方应以补肾强精为重，女方以调经为重，以此为纲进行治疗，同时辅以补气行气之法。

【原文】故欲得子者，必须对脉立方，因病用药。

——《济阴纲目·卷之六·求子门》

【注】此条文指出治疗无子应当辨证论治，对症用药。

【原文】男不可为父，得阳气之亏者也。

——《济阴纲目·卷之六·求子门》

【注】男性无子者，是因为阳气亏虚。阳气亏虚之证，根据其不同程度及不同阶段的症状表现，可分为四大类：阳气亏虚、阴阳两虚、虚阳上浮、元阳外脱。

【原文】审此更当察其男子之形质虚实何如，有肾虚精弱，不能融育成胎者；有禀赋元弱，气血虚损者；有嗜欲无度，阴精衰惫者，各当求其原而治之。至于大要，则当审男女之尺脉。若左尺微细，或虚大无力者，用八味丸；左尺洪大，按之无力者，用六味丸；两尺俱微细，或浮大者，用十补丸（岂此三方所能尽，宜扩充之）。若误用辛热燥血，不惟无益，反受其害。

——《济阴纲目·卷之六·求子门》

【注】男性不育辨证先查虚实，而后对症用药。其中包括肾气亏虚、先天禀赋不足、纵欲过度等，辨证要旨则是男女尺脉脉象。文中分别叙述各脉象所用方药，并指出不可误用辛热燥血之品。

【原文】若思忆不遂，以致遗精带浊，病在心肺不摄者，宜秘元煎。若思虑过度，以致遗精滑泄，及经脉错乱，病在肝肾不固者，宜固阴煎。

——《景岳全书·卷之十八明集·杂证谟·郁证·论情志三郁证治》

【注】如果是因为情志不舒导致男子遗精、女子带下病，病因多是由于心和肺的固摄功能失调，可以选用秘元煎；若是由于思虑过度导致遗精、滑精、泄泻等，则是由于肝肾的固摄作用失调，可以选用固阴煎。

【原文】七情伤肾，恐亦居多。盖恐畏在心，肾则受之，故经曰：恐伤肾。又曰：恐则精却。又曰：恐惧而不解则伤精，精伤则骨酸痿厥，精时自下。

——《景岳全书·卷之十五理集·杂证谟虚损》

【注】七情导致的肾损中，以恐伤肾居多。肾在志为恐，当心中有所恐惧，过恐易伤肾。恐惧状态持续还会损伤精气，精气亏虚还会导致下肢痿软酸胀，精液不自主流出。

【原文】《痿论》曰：思想无穷，所愿不得，意淫於外，入房太甚，宗筋弛纵，发为筋痿，及为白淫。阳明虚则宗筋纵。

——《景岳全书·卷之三十一贯集·杂证谟·阳痿》

【注】如果无穷尽地胡思乱想，而欲望又不能达到，或意念受外界影响而惑乱，房事不加节制，这些都可致使宗筋弛缓，形成筋痿或白浊、白带之类疾患。阳明经濡养宗筋，阳明虚会导致宗筋（阴茎）疲软。

【原文】足太阴之筋，病阴器纽痛，下引脐两胁痛。足厥阴之筋，病阴器不用，伤于内则不起，伤于寒则阴缩入，伤于热则纵挺不收。

——《景岳全书·卷之三十二贯集·杂证谟·疝气》

【注】足太阴脾经病证，会引起阴茎扭转般绞痛，还会引起下腹部跳痛，

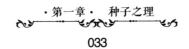

足厥阴肝经病证，会导致性功能障碍；伤于房劳，可能导致阳痿；伤于寒邪，导致阴器缩入；伤于热邪，导致阴器挺直不收。

【原文】夫聚精之道，一曰寡欲，二曰节劳，三曰惩怒，四曰戒醉，五曰慎味。今之谈养生者，多言采阴补阳，久战不泄，此为大谬。肾为精之府，凡男女交接，必扰其肾，肾动则精血随之而流，外虽不泄，精已离宫。纵有能坚忍者，亦必有真精数点，随阳之痿而溢出，此其验也。如火之有烟焰，岂有复返于薪者哉。非但不能聚精，久将变为他症，是故贵寡欲。精成于血，不独房室之交，损吾之精，凡日用损血之事，皆当深戒。如目劳于视，则血以视耗，耳劳于听，则血以听耗，心劳于思，则血以思耗。吾随事而节之，则血得其养，而与日俱积矣，是故贵节劳。主闭藏者肾也，司疏泄者肝也。二藏皆有相火，而其系上属于心，心君火也。怒则伤肝，而相火一动，上煽君火，辗转炽盛，则疏泄者用事，而闭藏不得其职，虽不交合，亦暗流而潜耗矣，是故当惩怒。人身之血，各归其舍，则常凝。酒性烈，最能动血，人饮酒则面赤，手足俱红，是扰其血而奔驰之也。血气虚弱之人，数月无房事，精始厚而可用，然使一夜大醉，精随酒耗，且多热毒，是故宜戒醉。《内经》云：精不足者，补之以味。然浓郁煿炙之味，不能生精。唯恬淡之味，乃能补精耳。盖万物皆有真味，调和胜则真味衰，不论腥素淡，煮之得法，自有一段冲和恬淡之气益人肠胃。《洪范》论味而曰：稼穑作甘。世间之物，唯五谷得味之正，若能淡食谷味，少佐以滋味，最能养精，是故当慎味。

——《妙一斋医学正印种子编·上卷·男科·养精有道》

【注】岳甫嘉十分强调，男子葆精在求嗣得子中的决定性作用。针对如何葆精，在生活起居方面提出，"寡欲"以聚精、"节劳"以惜精、"惩怒"以藏精、"戒醉"以护精、"慎味"以补精。首先，要寡欲。肾主藏精，主生殖，阴阳交合，必动肾气，肾动则精血随之外流，即便忍精不射，但精已离宫，非但不能聚精，久将变为他证。孙思邈也指出"强抑郁闭之，难持易失，

使人漏精尿浊，以致鬼交之病，损一而当百也"。房劳过度或过度的性欲冲动，都能引起肾精的损耗，因此《万氏妇人科·种子》也云："故种子者，男则清心寡欲以养其精……此清心寡欲，为男子第一紧要也"。第二，要节劳。精血同源，血损精伤，因此凡日常损血之事均可耗伤精气，如目劳于视、耳劳于听、心劳于思，俱可耗伤精血，主张清心淡泊，随事而节之，则血得其养，而与日俱积矣，精血充盛而有子，故要节劳。第三，要惩怒。肾者，主蛰，封藏之本，精之处也，肝主疏泄，二藏皆有相火，而其系上属于心，心君火也，《素问·天元纪大论》说"君火以名，相火以位"。怒伤肝，肝火一动，上煽君火，君火动于上，则相火必应下，心肾不交，肾失其闭藏，虽不交合，但精血亦随之暗耗，即《内经》所说："恬淡虚无，真气从之，精神内守，病安从来"。第四，要戒醉。岳甫嘉认为酒性烈，最能动血，且多热毒。酒能灼伤人体的精、血，张景岳在其所著的《景岳全书·妇人规》中指出，"精为酒乱，则湿热其半，真精其半耳。精不充实，则胎元不固；精多湿热，则他日痘疹、惊风、脾败之类，率已受造于此矣。故凡欲择期布种者，必宜先有所慎"。第五，要慎味。岳甫嘉认为"浓郁腐炙之味，不能生精。惟恬淡之味，乃能补精耳"，即《内经》所谓"法于阴阳，和于术数，饮食有节，起居有常，不妄作劳"，才能葆合先天之灵气。在禀受之初，"务使父精无淡，母血无枯"，才能种子毓麟。若父母不注意后天调摄，七情六郁，痰凝气滞，饮食醉饱，"以酒为浆，以妄为常，醉以入房，以欲竭其精，以耗散其真，不知持满，不时御神，务快其心，逆于生乐，起居无节"，都能令"气脉瘀塞，精血清淡"，如此非但不能成胎生育，"即成胎亦多损伤夭折""至有既孕而小产者，有产而不育，有育而不寿者"。即使正常生育，也会因禀赋不足，而体弱多病，不能健康长寿，既不能给后代带来健康快乐，同时也会给家庭及社会带来更大负担。

【原文】盖人为万物之灵，乃人之中，又有灵与蠢之不同者，何与？蠢者愚夫愚妇，或反多男，灵者聪明俊秀，或反艰嗣者，何与？又愚夫愚妇，或偶诞俊秀之儿；聪明俊秀，或偶育痴愚之子者，又何与？盖今之求子者，只言男女交媾，其所以凝结成胎者，不过父精母血，而不知此犹是后天滓质之物也。其胎之成否，子之有无、灵蠢，尚不可必也。乃一点先天真一之灵气，妙合在未始氤氲、未始交媾之先者。此正天得之以清，地得之以宁，人得之以生且灵者。可见转否为泰，转蠢为灵，转无子为有子者，皆在是也。人能葆合先天之灵气，其于求子之道，思过半矣。客问曰：葆合之道安在？曰：存仁。仁者，生生之理，万善之元，广嗣之本也。

——《妙一斋医学正印种子编·上卷·男科·先天灵气》

【注】 岳甫嘉在开篇就提出"其胎之成否，子之有无、灵蠢，尚不可必也。乃一点先天真一之灵气，妙合在未始氤氲、未始交媾之先者"。指出虽然胚胎的形成，始于父精母血，然相对于先天灵气，父精母血只是胚胎形成的物质基础，为"后天滓质之物"。现代有研究显示，"先天灵气"包含有现代医学中的遗传、优生优育原理。要想能生育，甚至优生优育，就必须提前准备，葆合先天灵气。这体现出了未病先防的防治理念，与现代生殖医学所提倡的孕前戒烟戒酒、劳逸结合、心情舒畅、调节饮食是不谋而合的。如何葆合先天灵气，文中提出在于存仁义之心、行仁义之事，一方面体现了中国古代哲学对中医学的深刻影响，另一方面也反映出了中医学整体观念中人与社会及人与自然的统一性。

【原文】 夫天地生物，必有氤氲之时，万物化生，必有乐育之时。如猫犬至微，将受妊也，其雌必狂呼而奔跳，以氤氲乐育之气，触之而不能自止耳，此天然之节候，生化之真机也。世人种子，有云："三十时辰两日半，二十八九君须算"，此特言其大概耳，非的论也。《丹经》云：一月止有一日，一日止有一时。凡妇人月经行一度，必有一日氤氲之候，于一时辰间，气蒸而热，昏而闷，有欲交接不可忍之状，此的候也。于此时逆而取之则成丹，顺而施之则成胎矣。其曰三日月出庚，又曰温温铅鼎，光透帘帏，皆言其景象也。当其欲情浓动之时，子宫内有如莲蕊初开，内人洗下体，以手探之自知也，但含羞不肯言耳。男子预密告之，令其自言，一举即中，必多成男，何也？阳以静胜阴之动，阴动必先靡，阳静必后劲，此《易》坤求乎乾，地天泰之义也。

——《妙一斋医学正印种子编·上卷·男科·交合有时》

【注】《内经》指出当女子月事以时下，男子精气溢泄之时，"阴阳和，故能有子"。至于具体何时阴阳和？古人不知排卵期，但根据细心观察，总结得出"天地生物，必有氤氲之时，万物化生，必有乐育之时"。"此天然之节候，生化之真机也"。《丹经》云："一月止有一日，一日止有一时。凡妇女月经行一度，必有一日氤氲之候，于一时辰间，气蒸而热，昏而闷，有欲交接不可忍之状，此的候也。"于此时施之而成胎也，交合之时也。"的候""氤氲之候"，即现代医学所谓女性排卵期，正是受孕良机。现代医学也表明，女性在排卵期具有特殊生理变化，宫颈黏液稀释、白带透明呈鸡蛋清样拉丝状，这些生理改变，有利于精子进入阴道、子宫，与卵子结合，从而受孕。因此，必须要在诊疗不育患者时，告知女方监测排卵，并嘱其根据排卵期按时同房，这样治疗，才能事半功倍。当精子质量改善时，一举即中，确保受孕成功。此即所谓交合有期，不妄用精，必能生子，子不殇夭。然而临床上，也有患者为了加大成功受孕的概率，平时不行性生活，仅排卵期期间频繁性生活，此亦非种子之道。久不排精，反倒会影响精液质量，临床医师也应告知患者，不可因噎废食。

【原文】夫父母之生子，如天地之生物。《易》曰：坤道其顺乎，承天而时行。夫知地之生物，不过顺承乎天，则知母之生子，亦不过顺承乎父而已。知母之顺承乎父，则种子者，果以妇人为主乎？以男子为主乎？然所谓主于男子者，不拘强弱，不拘康宁病患，不拘精易泄难泄，只以交感之时，百脉齐到为善耳。交感而百脉齐到，虽老，虽弱，虽病患，虽易泄，亦可以成胎。交感而百脉参差，虽少，虽强，虽康宁，虽难泄，亦难成胎矣。妇人所构之血，固由乎百脉合聚，较之男子之精，不能无轻重之分也。孔子赞乾元资始曰大，赞坤元资生曰至，得无意乎？若男女之辨，又不以精血先后为拘，不以经尽几日为拘，不以夜半前后交感为拘，不以父强母弱、母强父弱为拘，只以精血各由百脉之齐到者别胜负耳。是故精之百脉齐到，有以胜乎血，则成男矣。血之百脉齐到，有以胜乎精，则成女矣。至有既孕而小产者，有产而不育，有育而不寿者，有寿而黄耇无疆者，则亦精血之坚脆分为修短耳。世人不察其精血之坚脆，已定于禀受之初。乃以小产专责之母，以不育专付之儿，以寿夭专诿之数，不谬乎？

夫百脉齐到者，乃一身神情气血，骨节毫窍，无不毕达之谓也。既交媾矣，何以云有齐到，有参差者哉？此其机又系于平日之培养。务使父精无淡，母血无枯，俾乾健坤柔，阳先处夫必胜之数，阴每从之，故孕无不成男也。乃若父母之七情六郁，痰凝气滞，饮食醉饱，俱能令气脉瘀塞，精血清淡，则百脉乌能齐到？如此非唯不能成胎，即成胎亦多损伤夭折，惊痫疮疹，弊有不可胜言者。则药饵调摄之功决不可少，此又人之善承乎天者矣。

——《妙一斋医学正印种子编·上卷·男科·胎始从乾》

【注】长久以来传统观念中将生男生女均归咎于女子，但岳甫嘉提出异议，并从《易经》角度解释生男生女取决于男子："坤道其顺乎，承天而时行，母之生子，亦不过顺承乎父而已。"自然生殖要求，成熟卵子和精子经过阴道在输卵管受精，其中男性的副交感神经控制阴茎勃起，交感神经控制射精，而成男成女则取决于与卵子结合的是含有X染色体的精子还是含有Y染色体的精子，这些过程均是男方起主导作用，这应该是岳甫嘉提出的"胎始从乾"的现代科学解释。

【原文】按：生子之道，本之父精母血是矣。《易》曰：男女媾精。男有阳精，女独不有阴精乎？交感百脉到时，男子施精矣。女子面红唇赤，鼻尖微冷，声息微喘，是即女子施精时也。此精不论经前经后，交媾毕时俱有，但不若男精中有结块成形者，为少异耳。是必阳精与阴精合成一块，宛如太极之形，适凑经净，新生之血，日浸月盛，乃成胎耳。否则《易》何以止言男女媾精，不言男媾精，女媾血乎？但阳精元是气结之华，阴精仍是血凝之液。通此而生子之道，谓之父精母血也固宜。

——《妙一斋医学正印种子编·上卷·男科·父精母血》

【注】《易经》曰"男女媾精"；《黄帝内经》曰"阴阳和故能有子"。岳甫嘉在此基础上，认为"生子之道，本之父精母血是矣"，"交感百脉到时，男子施精"，"势必阳精与阴精合成一块，宛如太极之形"，顺承了"胎始从乾"篇中的论述。此是成胎须父精（精子）和母血（卵子）结合的生殖理念在岳甫嘉书中的体现。

【原文】生子之脉，专责于两肾，在脉为两尺。男子右尺偏旺者，相火易动，好色少子；左尺偏旺者，阴虚火动，精不固少子。脉迟弱而涩者，精气清冷；若微弱而濡，则入房无力，俱令无子。妇人脉微弱而涩，少年得此为无子，中年得此为绝产。若肥人脉细而弱者，主胞有寒，浮而紧者腹有疝瘕，俱令少子。男妇之脉俱以沉滑和匀乃为生子之脉。

人身气血，各有虚实寒热之异，唯察脉可知。脉有十二经，应十二时，一日一周，与天同运，循环无端。其至也，既不宜太过而数，数则热矣。又不宜不及而迟，迟则寒矣。不宜太有力而实，实非正气能自实也，正气虚而火邪来乘以实之也。治法先当散郁以伐其邪，邪去而后正可补也。不宜太无力而虚，虚乃正气正血虚也，治法唯当补其气血耳。亦有男妇上热下寒，表实里虚，而未得子者。法当临睡时服凉膈之药，以清其上；每晨食未入口时服补药以温其下，暂进升散之药以达其表，久服厚味之药以实其里。又有女人气多血少，寒热不调，月水违期，或后或先，白带频下，而无子者，皆当诊脉而以活法治之。务欲使其夫妇之脉，皆和平沉滑，不热不寒。交合有期，不妄用精，必能生子，子不殇夭。故欲得子者，必须按脉立方，因病用药。

——《妙一斋医学正印种子编·上卷·男科·脉息和平》

【注】脉诊是四诊之一，传统医学重视脉诊由来已久，如《金匮要略·血痹虚劳病脉证并治》指出，"夫失精家……脉极虚芤迟，为清谷、亡血、失精。脉得诸芤动微紧，男子失精……"岳甫嘉求嗣种子重视脉诊，认为"男妇之脉俱以沉滑和匀为生子之脉"，男子"右尺偏旺""左尺偏旺""脉迟弱而涩""微弱而濡"，妇人"脉微弱而涩""脉细而弱""浮而紧"，均不利于生子。岳甫嘉注重脉诊的理论是对前人的继承发扬，其在"成效举略"的医案中详述脉象转变，按脉立方用药，对于求嗣种子的调治主张"脉证合参，辨证求因"。

【原文】男子以阳用事，从乎火而主动，动则诸阳生；女子以阴用事，从乎水而主静，静则诸阴集。故治男子毋过热以助其阳，治女人毋过寒以益其阴。古人以黄柏、知母之类，每用于男子，而干姜、艾叶之类，恒施于妇人，良有以也。男女阴阳自然之体，若六气迭侵于外，七情交战于中，饮食致伤其中州，房劳亏损其元气，发为诸病，又不可执一而治。况如近世，情欲太早，或男精未通而御女，或女经始至而近男。譬始茇之木，质原柔脆，根本既薄，枝叶必衰，岂能蕃衍乎？故男女嗣续稍迟，虽无疾病，尤当保护。何者？男子阳动之体，唯虑合而易失，未获中其肯綮。女子阴静之质，多苦交而勿孕，不能遂其生成。故精清流而不射，皆为精气不足。白淫白带，月信愆期，皆为血气不调。则预为调养，不可不得节宣之法。是以在男则用中和之剂，收固真阴，以为持久之计。在女则用温经之药，鼓作微阳，以为发育之基。间有男女虚寒而纯用热药，实热而纯用寒凉者，此又对证立方，节宣之所不可偏废者也。窃怪今之疗求子者，治妇人而寒热兼济者有之矣，至治男子而专用热药，徒取亢阳用事，快一时之乐，久之而精血耗散，祸乃叵测。

每见缙绅中惑此，有尿血数升，不旬日而毙；有发肾痈囊毒而毙者；有发肺痈及翻胃膈噎而毙者。种种不可枚举，非徒无益而又害之，不可不谨也。余特著经验良方，并斟酌温凉补泻之剂，对证之虚实寒热而考订之，庶为广嗣者之一助云。

——《妙一斋医学正印种子编·上卷·男科·服药节宣》

【注】岳甫嘉认为"在男则用中和之剂，收固真阴，以为持久之计"，"治男子而专用热药，徒取亢阳用事，快一时之乐，久之而精血耗散，祸乃叵测"，列举了当时的缙绅惑于专用热药以致有"尿血数升，不旬日而毙"，有"发肾痈囊毒而毙"，有"发肺痈及翻膈噎而毙"的例子，故"特著经验良方，并斟酌温凉补泻之剂，对证之寒热虚实而考订之"。可以归纳服药要有节制且临床应辨证施治，不可专赖亢阳药物，最重要的是维固元精，切不可因贪图一时之乐，或追求速效而盲目使用温肾壮阳类药物，以致虚阳上亢，必会伤精耗血，日久甚至危及生命。

【原文】列方虽非一种，取效不在兼收。或良工察脉而虚心审证，或病者自知寒燠而对证选方。得其一，修制虔服，自获神效。在昔忠武用兵，贵精不贵多，得此道也。然犹望求嗣摄生君子三思，无后为大，又在保养元精，借资药力。若徒恃药力而浪费元精，炼石补天，其有济乎？婆心子更不胜惓祝。

——《妙一斋医学正印种子编·上卷·男科·服药要领》

【注】本篇中岳甫嘉主张求嗣得子重在"保养元精，借资药力"，同时对"恃药力而浪费元精"的不正确行为苦心劝诫。另外，岳甫嘉主张用药"贵精不贵多"，"修制虔服，自获神效"。

【原文】一友年壮力强，娶妇十四载从不成育，诸医皆咎其内之艰嗣也，计将置妾焉。予诊友脉，六部皆洪大，两尺虽洪大，但重按之则觉微细无力，因诊其内脉，颇无恙。予叹曰：须知萱是宜男草，何必千金买牡丹。但脉病在夫，心火炽盛，相火煽从，而肾水不足以制之也。此友性嗜酒喜博，每夜以继日，沉湎不休。又善御女，通宵不败，每自言内人苦此，许置妾以代。予笑曰：此血气为酒所使，亢阳用事，非摄生求嗣之道。一旦血耗气衰，犹之电光石火耳。友愕然惊顾曰：若是其甚乎，愿明以教我。予曰：若果真心求治，请断酒戒博，唯予药是治，期年之内，可望得了。友果猛然憬悟，设誓闭关，摒曲蘖，远奕客。一意唯予药是请。予初进以柴葛解肌汤二剂。友曰：非其治也。予曰：非君所知。次进以黄连解毒汤二剂。友又曰：非其治也。予又曰：非君所知。乃数月而此友形貌消瘦，神思困倦，因召予谓曰：吾今几毙矣！满口破碎，小便黄赤，阳事竟不举，吾今几毙矣！可奈何？予曰：君无患，乃今而君之真面目始睹。向非解肌以达其表，解毒以清其里，则向来之宿醒未散，热毒未消。骤施温补种子等剂，不犹闭门养寇，而豢之以膏粱，其有谬乎？友更霍然憬悟曰：命之矣。于是进以清心滋肾等剂，半月之后，方服心肾种子丸一料。几三月，又服中和种子丸一料。逾半载，乃以考事出关，遂以出关之夕，与正夫人成孕。匝十月，举一子，欢然相庆，始言予言之不谬。予书此者，非诩己之长，暴人之短。盖一以见凡人壮年无子者，逞己之强阳，有病苦不自知；一以见医者察病，自有标本，投药自有渐次。如解肌解毒等剂，岂种子药乎？倘施之无序，即大温大补，终难见效。此举一以例其余，病者医者，俱当触类而旁通之可也。故曰神而明之，存乎其人。

——《妙一斋医学正印种子编·上卷·男科·成效举略》

【注】 此案中，男子因体壮力强，御女通宵不败，因此没有考虑自身生育问题，责之于妻妇。岳甫嘉不囿诸医之咎，首先对其进行脉诊及问诊，知其嗜酒、嗜赌、好色。又诊其六部皆洪大，热象明显，惟两尺重按无力，是为肾亏。究其原因，嗜酒喜博则热毒炽盛，充斥三焦，易致亢阳用事，因此御

女通宵不败。久之血耗气衰，致肾精亏虚而无子。脉证相符，故寻得病因。岳甫嘉认为无子的直接原因在于肾精不足，但并不能即刻施以温补，因酒毒尚盛，骤施温补，则毒不可外达而留存于体内。因此其治疗主线是戒断酒、赌、淫，先清酒毒，后施以温肾补精之法，进而求子。岳甫嘉先以柴葛解肌汤二剂，再予黄连解毒汤二剂，前者解肌达表，使肌腠大开，热毒外达；后者解毒清里，使余毒自清。此二药之后，热毒自当消除殆尽。此二者，如岳甫嘉所言："方非种子，而用以成种子之功者。"清除热毒之后，血耗气衰精亏之状尚未改变，故予以清心滋肾汤，以求气血精津得复，半月之后，再服心肾种子丸及中和种子丸求子，果然得子。此案之诊治，岳甫嘉知其原由，晓其病理，活用诸方，察病自有标本，投药自有渐次，若一味大温大补，恐难见效。

现代男科临床常见夫妻无子，女方做多项检查均提示正常，辗转各大医院，最终男方精液常规发现精子质量低、数量少或无精，责其性嗜烟酒、久坐或作息不规律等，引发前列腺炎之故。此案启示：不育症的治疗，当戒断不良生活习性，男女同治，双方协同；医者则当分清主次标本，辨证准确，用药不拘，方可奏效。

【原文】夫精，即肾中之脂膏也。有长存者，有日生者。肾中有藏精之处，充满不缺，如井中之水，日夜充盈，此长存者也。其欲动交媾所出之精，及有病而滑脱之精，乃日生者也。

——《医学源流论·上卷·经络脏腑》

【注】先天之精主要储存于肾中，为液态精华物质。肾所储存之精分为两类：一类是肾固有之精，化生肾气，推动生长发育和生殖器官的成熟，此为长存者；一类是后天水谷充养之肾精，在肾气推动下化生脏腑之精和精液，此为日生者。

肾中所藏的液体精华物质，应该始终保持充盈，肾精化为肾气激发、温

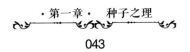

煦、推动身体的新陈代谢,而脏腑之精、气亦可充养肾精,如井水之有取、有生。

房事或遗精、滑精等病所出之精,是长存之精气推动水谷充养之精所化,为日生之精。

【原文】《易》云:井道不可不革,故受之以革,其理然也。曰:然则纵欲可无害乎?曰:是又不然。盖天下之理,总归自然。有肾气盛者,多欲无伤;肾气衰者,自当节养。《左传》云:女不可近乎?对曰:节之。若纵欲不节,如浅狭之井,汲之无度,则枯竭矣。

——《医学源流论·上卷·经络脏腑》

【注】《易经》上说:水井长时间不淘洗,井水就会变得污秽,经常清理水井,是保持井水洁净的法则。那么频繁房事,就可以让日生之精新旧更替,对身体有益或者无害了吧?这是肯定不对的。

人与自然相统一,自然之理,即是人体之理。譬如供应十户之小井,百户取水,一天就枯竭了;供应一村之大井,虽百户取之,可源流不断。在身体亦是如此,先天禀赋充足、身体强壮者,房事稍有频繁,不会影响正常的生命活动;而先天禀赋不足、久病体弱者,性欲旺盛,身体肯定日渐虚弱。

【原文】曰:然则强壮之人而绝欲,则何如?曰:此亦无咎无誉,惟肾气略坚实耳。但必浮火不动,阴阳相守则可耳。若浮火日动而强制之,则反有害。盖精因火动而离其位,则必有头眩、目赤、身痒、腰疼、遗泄、偏坠等症,甚者或发痈疽,此强制之害也。

——《医学源流论·上卷·经络脏腑》

【注】身体强壮的人,如果长期禁欲,能不能健康长寿?身体强壮的人,如果能做到不妄动相火,绝欲确实可以保养肾气,使身体比普通人更壮实。但是,相火频动的绝欲,反而对身体有害。

相火频动而不房事，长存之精和日生之精受到扰动，却不能更新排出，就像井水被持续搅动，就不能饮用了。在人体就会出现头晕目眩、皮肤瘙痒、腰痛、遗精滑泄等症状，长期还可导致痈疽之害。

【原文】子嗣有无之责，全归男子；而世俗专主妇人，此不通之论也。《易》曰：坤道其顺乎，承天而时行。夫坤之生物，不过顺承乎天，则母之生子，亦不过顺承乎父而已，安可以妇人为主耶？若以妇人为主，试观富贵之家，侍妾已多，其中岂无经水当期而无病者乎？有已经前夫频频生育，而娶以图其易者，顾亦不能得胎；更遣与他人，转盼生子者，岂不能受孕于此，而能受孕于彼乎？是以子嗣之有无，责专男子。无论老少强弱，俱要神足，神足全凭寡欲，寡欲则不妄交合，积气储精，待时而动，一举而成。世人不察，以小产专责之母，不育专付之儿，寿夭专诿之数，不亦谬乎？盖少年生子多有羸弱者，欲勤而精薄也；老年生子反多强壮者，欲少而精全也。又交接时，不可大肆出入，密密揉之可也。若大肆出入，胎风自不能免矣。故年老人得子，多不受风者，为不能大肆出入故也。又受胎后切不可再与之交，一恐伤胎暗产，一恐生子胎毒为患也。是男子必先自治，而后及妇人则几矣。

——《秘本种子金丹·卷上·子嗣专责男子》

【注】在求嗣专责女方的封建社会里，只说明生育的问题男女均有责任还是不够的，必须进一步强调男子也有重要责任。叶天士专列一节"子嗣专责男子"，与世人大唱反调。书中称男子不育为"男子艰嗣"，在"男子艰嗣病源"一节中，对男子不育的病源说得极为详细，这是在其他书中少见的。"疾病之关于胎孕者，男子则在精，女子则在血，无非不足而然。男子之不足则有精滑、精清、精冷；或临事不坚，或流而不射，或梦遗频数，或便浊淋涩；或好女色以致阴虚，阴虚则腰肾痛愈；或好男风以致阳极，阳极则亢而亡阴；或过子强固，强固则胜败不治，或素患阴疝，阴疝则肝肾乖离。此外，或以阳衰，阳衰则多寒；或以阴虚，阴虚则多热。是皆男子之病，不得尽诿之妇

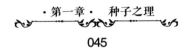

人也。得其源而医治之,则事无不济矣。"

【原文】肾主闭藏,肝主疏泄,二脏皆有相火,而其系上属于心。心,君火也。怒则伤肝而相火动,动则疏泄者用事,而闭藏者不得其职,虽不交合,亦暗流而潜耗矣。

——《秘本种子金丹·卷上·养精需息怒》

【注】《素问·五藏别论》云:"人有五脏化五气,以生喜怒悲忧恐。"说明五脏皆寓有情志。情志活动是一个整体,相互制约,相互协调,借以维持脏腑功能的正常活动。受孕必须以脏腑功能正常为前提,故情志与受孕有十分密切的关系。恼怒、焦虑、紧张等不良情绪都会影响生育。因为人的精神状态可以直接影响精子的产生,而且精神因素往往影响性欲,这一点在男子最为明显。不少男子因精神因素而患阳痿、早泄或无性欲,以致无法交合而不育。

【原文】人非心不能宁静致远,非肾不能作强生育。故补心即当补肾,补肾即当补心也。

——《石室秘录·本治法》

【注】肾为"作强之官",心主神明,为"五脏六腑之大主",心火下济,肾水上腾,水火既济,性可以长久。陈士铎认为"痿而不振",乃"日泄其肾中之水,而肾中之火亦日消亡";"如人见色而思战,入门而倒戈者,或梦遗精滑者,人以为肾之病也,谁知非肾病也,心病也"。对于以上诸症的治疗,陈士铎常用熟地黄、山茱萸、杜仲、山药之类补肾中之水;肉桂、巴戟天、肉苁蓉、附子、鹿茸之类补肾中之火;人参、茯苓、柏子仁、麦冬、远志、酸枣仁之类补心火,使"心气下舒于肾中,肾气上交于心,则水火相济,君臣和悦,民众奠安,肺气清宁,脾胃得养,通调三焦。不妨整戈矛再利,即野御亦可收功也"。实乃经验之谈。对于梦遗一症,陈士铎不主张用"涩"

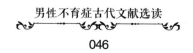

法，认为"梦遗原无止法，愈止而愈泄，不若补其阴气，纵或走泄，亦不野狼狈"，常用熟地黄、山茱萸、山药、芡实滋补肾阴；五味子、麦冬、炒酸枣仁、远志、茯苓养心安神；用白术"利其腰脐，而元精自不外泄"；车前子"利小便而不走气，利其水则必存其精"。陈士铎用药之独特，由此可见一斑。

【原文】精寒者，肾中之精寒，虽射入子宫，而女子胞胎不纳，不一月而即堕矣。

——《石室秘录·十六论子嗣》

【注】陈士铎在《石室秘录·十六论子嗣》中，将男子不育分为"精寒、气衰、痰多、相火盛、精少、气郁"等"六病"。其中"精寒""痰多""精少"等病证属于精液质量有问题，分别导致"女子胞胎不纳""精不纯，夹杂之精""精必衰薄……何能餍足"等病变；而"气衰""相火盛""气郁"等病证属于性功能问题，可分别导致"男精已泄，而女精未交""过于久战，女精已过，而男精未施""女子之春思正浓，而男子之浩叹顿起"等诸疾。文中提到"精寒""痰多""精少"类似于现代医学之"弱精子症""脓精症""少精症"，而"气衰""相火盛""气郁"则对应于"早泄""阳强""阳痿"。目前生殖医学对性功能，尤其是"早泄""阳强"与生育的关系尚未引起重视，而陈士铎能提出如此见解，实属难能可贵。至于"六病"的治疗，陈士铎提出"精寒者温其火，气衰者补其气，痰多者消其痰，火盛者补其水，精少者添其精，气郁者舒其气"等观点。但有关具体治法，陈士铎未加以进一步论述，笔者认为当从平衡肾阴肾阳、调和气血、祛湿化痰、活血祛瘀等着眼。

【原文】气衰者，阳气衰也。

——《石室秘录·十六论子嗣》

【注】探究男性不育气衰之内在根源，主要责之脾肾，多因久病体虚，房室不节，脾失健运，气血不充。由于精血同源，若先天不足，禀赋素弱，复

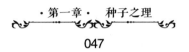

加后天失调，水谷精微无以化生气血，可导致肾精亏乏，肾精产生的内在动力不足，宗筋失养，天癸失常，而生育无能。气衰治则在于补气，可采用健脾补肾之法，滋后天以养先天，补中焦以固下元，以期脏腑机能充足，生殖功能旺盛。临床思路：气衰在临床上要从精微物质不足和功能活动下降两方面考虑。精微物质包括多种营养成分、微量元素、激素等。比如长期缺锌可以影响垂体功能，使促性腺激素的合成和分泌减少，从而影响睾丸功能，导致精子生成障碍。治疗时可选用牡蛎、核桃肉等富含锌的中药。另一方面，《石室秘录》提出"气衰则不能久战，以动女子之欢心，男精已泄，而女精未交，何能生物乎？"由于受精包括精子获能、精卵识别、精卵激活、顶体反应及其融合等一系列步骤，"气衰"则因能量不足而不能完成相应的步骤，治疗以补气为主，酌情处理。

【原文】痰多者，多湿也，多湿则精不纯，夹杂之精，纵然生子，必然夭丧。

——《石室秘录·十六论子嗣》

【注】痰多湿盛，下注于肾，出现不纯之"夹杂之精"，影响精液质量；"肺为水之上源""脾为气血生化之源"，若上焦肺金痰阻而不利于生水，中焦湿郁而气血生化无源，必定导致下焦肾气受损，精气亏耗，出现少精之症；"肥者多痰"，痰湿阻遏气机，造成精窍不利，射精障碍；痰浊久居，必致气滞血瘀，痰瘀互结，出现子痰、疝气诸证，均可导致男性不育。故"百病多因痰作祟"，无论有形无形之痰均以消除散化为妙。临床思路：首先，男性不育之"痰多者"主要是指"无形之痰"，是人体代谢过程中产生的有害健康的多种病理产物或有毒物质，包括多余的脂类、乳酸、尿素氮、铅、镉、过氧化物等，比如过度肥胖、高血脂、脂肪肝、糖尿病等代谢失常的疾病，同时也是导致男性不育的常见病因。其次，痰多湿盛或痰湿瘀毒互结，是生殖系统感染的病理机制，如前列腺炎、精囊腺炎、附睾炎等常见影响生育的疾病。

【原文】气郁者,乃肝气抑塞,不能生心包之火,则怀抱忧愁,而阳事因之不振。

——《石室秘录·十六论子嗣》

【注】气郁所致不育包括三方面:一是因郁而阻,肝郁气滞,情志不舒,疏泄无权,气滞血瘀,或气郁化火,灼伤肾水,肝木失养,宗筋拘急,精窍之道被阻,而影响生育;二是因郁而虚,思虑过度、劳伤心脾,生化无源,气虚血亏,则不能化生精液而精少精弱;三是因郁而乱,气郁则性生活不能协调,临事倒戈,阴阳错乱,无法种玉于兰田。气郁不舒,治疗自当舒其气。

【原文】男子不能生子有六病,女子不能生子有十病。六病维何?一精寒也,一气衰也,一痰多也,一相火盛也,一精少也,一气郁也。精寒者,肾中之精寒,虽射入子宫,而女子胞胎不纳,不一月而即堕矣。气衰者,阳气衰也,气衰则不能久战,以动女子之欢心,男精已泄,而女精未交,何能生物乎。精少者,虽能射,而精必衰薄,胞胎之口大张,细小之入,何能餍足,故随入而随出矣。痰多者,多湿也,多湿则精不纯,夹杂之精,纵然生子,必然夭丧。相火盛者,过于久战,女精已过,而男精未施,及男精既施,而女兴已寝,又安能生育哉。气郁者,乃肝气抑塞,不能生心包之火,则怀抱忧愁,而阳事因之不振,或临炉而兴已阑,对垒而戈忽倒,女子之春思正浓,而男子之浩叹顿起,则风景萧条,房帏岑寂,柴米之心难忘,调笑之言绝少,又何能种玉于兰田,毓麟于兰室哉。故精寒者温其火,气衰者补其气,痰多者消其痰,火盛者补其水,精少者添其精,气郁者舒其气,则男子无子者可以有子,不可徒补其相火也。十病维何?胎胞之脉,所以受物者也,暖则生物,而冷则杀物矣。纵男子精热而射入,又安能茹之而不吐乎。脾胃虚寒,则带脉之间必然无力,精即射入于胞胎,又安能胜任乎。种子方,莫妙用岐天师之方,故不再定。张真君曰:男女之病,各各不同,得其病之因,用其方之当,何患无子哉。以男子六病,女子十病,问人之有无,即可知用药之宜也。

——《石室秘录·十六论子嗣》

【注】古方多宗从肾论治,《石室秘录》提出治不育六法,即"精寒者温其火,气衰者补其气,痰多者消其痰,火盛者补其水,精少者添其精,气郁者舒其气,则男子无子者可以有子,不可徒补其相火也"。治疗不育要辨证论治,不能一味补肾。

第二章

种子之法

第二章 种子之法

【原文】种子之法，男子必先养精，女子必先养血。今人之无子者，往往勤于色欲。岂知施泄无度，阳精必薄；纵欲适情，真气乃伤。妄欲得子，其能孕乎？夫男主乎施，女主乎受，一施一受，胎孕乃成。今所施者，全非先天浓郁之气，不过后天渣滓之物，纵使阴受可化，而实乏阳施之用矣。故求嗣者，毋伤于思虑，毋耗其心神，毋意驰于外而内虚，毋志伤于内而外驳，毋以酒为色媒，毋以药而助火。清心寡欲，安神惜精，静气日久，气足神完，依时而动，其一点先天之真精生气，勃然随阳之痿而溢出，自万举而万当矣。《内经》云：阴平阳秘，精神乃治；阴阳离决，精气乃绝。老子曰：必清必静，毋摇尔精。《人镜经》曰：精气盛则生二男。盖谓此也。

——《秘本种子金丹·卷上·种子必先养精》

【注】提醒广大男性切不可因年轻就妄动欲念，过度纵欲，否则易导致肾精耗伤，导致不育。平常要注意保精节欲。

【原文】丈夫无子者，其精清如水，冷如冰铁，皆为无子之候。又，泄精精不射出，但聚于阴头，亦无子。无此之候，皆有子。交会当用阳时；阳时，从夜半至隅中是也；以此时有子，皆聪明长寿。勿用阴时；阴时，从午至亥；有子皆顽暗而短命，切宜审详之。凡妇人月候来时，候一日至三日，子门开，若交会则有子；过四日则闭，便无子也。

——《诸病源候论·虚劳病诸候上（凡三十九论）》

【注】男子精清、精冷，以及交会精泄而聚集于阴茎不射出或者射精无力，是虚劳无子的证候，是临床可见的。行房事的时候，从后半夜到中午这段时间怀的孩子，都聪明长寿，其他阴时的时间怀的孩子，都不太好。这只是一种观点，在现代来看尚无科学论证。

【原文】病虽瘥，阴阳未和。因早房室，令人阴肿缩入腹，腹痛，名为交接之劳复也。

——《诸病源候论·温病诸候（凡三十四论）》

【注】此证是指外感之病未愈，正气未复，余邪未尽，若犯房事，更伤肾气。巢元方认为，无论是伤寒病、时气病、温病或热病，如果病未痊愈或者新瘥，因犯房事，都可引起此证。此证系外感病后，阴阳二气尚未和调，正气未复，邪未尽除，若犯房事，必然会伐伤肾中阴精，所以肾虚阴亏为此证主要病机，临证治疗当宜益肾养阴为法。若阴盛化火，热炽于内，引撼未尽之邪热，可用仲景之枳实栀子豉汤。同时巢元方从另一侧面提示，凡大病初愈或未愈，要力戒房事的临床护理思想，对临床实践颇有价值。

【原文】阴阳易病者，是男子妇人伤寒病新瘥未平复，而与之交接得病者，名为阴阳易也。其男子病新瘥，未平复而妇人与之交接得病者，名阳易。其妇人得病新瘥，未平复而男子与之交接得病者，名阴易……所以呼为易者，阴阳相感动其毒度著于人如换易也。其得病之状，身体重，小腹里急，或引阴中拘挛，热上冲胸，头重不能举，眼内生眵，四肢拘急，小腹疞痛，手足拳。

——《诸病源候论·伤寒病诸候下（凡四十四论）》

【注】巢元方认为，伤寒病、时气病、温病等未愈或新瘥，因过早犯于房事，都可患此证。巢元方所论的伤寒病、时气病、温病之"阴阳易"热病、之"劳复候"症状虽然不尽相同，但基本病机都属性交引起的交叉性感染。此正是与"劳复"的区别点。劳复是"自伤"，而阴阳易为"犯他"（使对方为患）。治疗时可参考仲景之烧裈散以滋肾法，同时可用枳实栀子豉汤理气解郁清热。此证虽未见有临床报道，但对那些传染性疾病，如病毒性肝炎、流感、肺结核，以及各种性传染疾病的临床护理和预防，均有其积极意义。该条文提示房事不能过早，也不能过频。如果性生活过于频繁就会引起房劳过度。房劳过度的主要症状表现为腰膝酸软、精神萎靡等身体虚弱、脏腑功能

减退或未老先衰的症状。房劳过度可导致耗伤肾气，导致不育、早衰，导致疾病出现以及学习、工作效率低下。正常的性生活有助于身体健康，促进夫妻间感情融洽，但是过多的性生活会损害身体，使身体容易产生其他疾病。

【原文】凡欲求子，当先察夫妇有无劳伤、痼害之属。根据方调治，使内外和平，则妇人乐有子矣。

——《妇人大全良方·求嗣门》

【注】人结婚之后大多都会生子，以延续后代。备孕前及怀孕期间须进行身体检查，以排除男女双方有无疾患（影响备孕或影响后代身体健康的病证），如有疾患当先治疗，痊愈后更易于孕养后代，更利于身心健康。

现代研究进展：孕前体检是指在准备怀孕前所做的准备，孕前体检不同于常规体检，体检的项目包括肝功能、肾功能、血常规、尿常规、心电图等，一般都是最基本的身体检查；但孕前检查更侧重于检测夫妻双方的生殖器官和体内激素水平的健康状况。

【原文】建平孝王妃姬侍，皆丽，无子。择良家未笄女入御，又无子。问曰：求男有道乎？澄对曰：合男女必当其年。男虽十六而精通，必三十而娶；女虽十四而天癸至，必二十而嫁。皆欲阴阳完实，然后交合，则交而孕，孕而育，育而为子，坚壮强寿。今未笄之女，天癸始至，已近男色，阴气早泄，未完而伤，未实而动，是以交而不孕，孕而不育，育而子不寿，此王之所以无子也。然妇人有所产皆女者，有所产皆男者，大王诚能访求多男妇人，媒之官府，有男之道也。王曰：善。未再期生六男。夫老阳遇少阴，老阴遇少阳，亦有子之道也。

——《妇人大全良方·求嗣门》

【注】早在《礼记》中就有"男三十而有室，女二十而嫁"，而首次提出晚婚的医家则是陈自明。陈自明对晚婚年龄，从人体生理功能上予以解释。

并对《内经》之说有新的独特的见解。此点跟现代所强调的优生优育政策非常吻合,在当时社会条件下,能提出这个观点是十分不易的。《素问·上古天真论》曰:"女子七岁,肾气盛,齿更发长;二七天癸至,任脉通,太冲脉盛,月事以时下,故有子……丈夫八岁,肾气实,发长齿更;二八,肾气盛,天癸至,精气溢泻,阴阳和,故能有子……"虽然没有明确指出婚嫁年龄,但提出女子到了14岁,男子到了16岁,就有生育能力。古时社会生产力低下,人们对自然灾害及疾病的抵抗能力十分低下,加上战事频繁,当时人们的平均寿命都不长,而统治国家的封建君主传统思想认为,国家昌运的一个重要标志就是人口数量多,故大力提倡生育,种种原因,使得古时的男女的婚育年龄都较早,尤其是女子,一般来说大约是13～19岁之间。但本论述却能跳出当时社会限制,摆脱《素问》的影响,而以一个纯粹医者的角度,来告诫人们过早的嫁娶、过早的性生活是不利的,甚至有可能是导致不孕的直接原因。正如书中所言:"今未笄之女,天癸始至,已近男色,阴气早泄,未完而伤,未实而动,是以交而不孕,孕而不育,育而子不寿。"该论强调正处于生长发育期的男女,虽然有生育能力,但机体各项生理功能并不完善,过早的性生活,易使其发育受损,阴阳失调,肾精失固,而不能有子。现代医学亦认为,青春期过早性生活是非常有害的。

《素问》言"二七天癸至,任脉通,太冲脉盛,月事以时下,故有子",但实际上,女性月经初潮,只是表示下丘脑、脑垂体、卵巢生理功能初步形成,但三者之间并不能相互调节、相互影响,形成一个完整而协调的神经内分泌系统。要形成规律月经,能够有规律的按时排卵,还需经过一段时间的发育,一般认为要到20岁左右,下丘脑-脑垂体-卵巢生理功能才完全发育成熟。另外青春期女子生殖管道十分薄弱,外阴阴道十分娇嫩,阴道黏膜较薄弱,此时若发生性行为,则极易造成生殖管道的损伤。而对于女性而言,外阴两侧大阴唇自然闭合,阴道口闭合,阴道前后壁紧贴,这些都是女性生殖器官的自然防御功能。过早性生活,使得本就不成熟的防御机制进一步遭

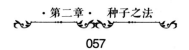

到破坏,从而引起感染,发生生殖系统炎症,例如常见的阴道炎、宫颈炎、盆腔炎、子宫内膜炎等,这些疾病若未及时诊治,或诊治失当,则进一步加重病情,严重的会造成终生疾患,或婚后不孕。因此,"褚尚书澄求男论"中女子宜二十而嫁的观点,是非常具有科学根据的,与现代医学观点完全相符。

即是说,过早婚嫁可致"无孕而胚胎不固,产而子不寿"。正如《女科正宗》云:"男精壮而女经调,育子之道也。"男女双方必须到一定的年龄,具备孕育的条件。

【原文】天癸先天生身气,精血后天化成形。男子二八天癸至,属阳应日精日盈。女子二七天癸至,属阴应月血月通。男女媾精乃有子,乾道男成坤女成。

——《医宗金鉴·妇科心法要诀·嗣育门·胎孕之源》

【注】天癸是由禀受于父母的先天之精在肾气的推动下化生,是肾气充盛的标志。男子至十六岁,肾气充盛,天癸至,先天之精与后天之精均充盈,此时房事,可以排出能繁衍后代的精液。男子属阳,阳应日,故精盛排出后当日就可以补充而满。女子十四岁时,肾气充盛,天癸至,与后天所生之血会合而盛。然女子属阴,阴应月,故血盛月经每月一次。所以天癸至后,男女房事,其先天真气,后天精血,阴阳会和,乃能有子也。当此阴阳会合时,阳盛自然成男,是乾道成男也;阴盛自然成女,是坤道自然成女也。

【原文】精通必待三十娶,天癸二十始适人,皆欲阴阳完实后,育子坚壮寿偏增。

——《医宗金鉴·妇科心法要诀·嗣育门·男女完实》

【注】男子十六天癸至,精道通可以生子,但必须等到三十而娶妻;女子十四而天癸至,必待二十而嫁夫,因为男女都应该在身体壮实,阴阳充盛时,交而孕,孕而育,育而其子必坚壮长寿也。"今未笄之女,天癸始至,已近男

色"，则"阴气早泻，未完而伤，未实而动"，所以虽交而不孕，孕而不育，育而其子必脆弱不寿也。我国古代婚育较早，新生儿死亡率偏高，人平均寿命偏低，除了与当时的医学治疗水平有关之外，与过早结婚生育也不无关系。父母肾气未完全充实，而早早生育后代，可想而知其禀赋难足，身体难健，寿命难长。这一理论完全符合当代的婚育制度，国家提倡晚婚晚育，不但有社会意义，更具有医学上的深远意义。

【原文】又论曰：夫欲求子者，当先知夫妻本命五行相生，及与德合，并本命不在子休废死墓中生者，则求子必得。若其本命五行相克，及与刑煞冲破，并在子休废死墓中生者，则求子，子不可得，慎无措意。纵或得者，于后终亦累人。若其相生，并遇福德者，仍须根据法如方，避诸禁忌，则所诞儿子尽善尽美，难以具陈矣。

——《妇人大全良方·求嗣门》

【注】五行风水求子认为，影响到怀孕生子的方位为：北，西北，东北，西，东南。

怀孕生子不只是孕妇一个人的事情，而且是一个家庭的生死大事。很多时候，一个人的命运，是在怀孕的那一刻决定的，而不是出生的那一刻。所以，在准备怀孕的时候，准妈妈所生活的环境、心情、接触到的一切，都会对肚子里的小生命有或多或少的影响。

【原文】凡欲要儿子生，吉良日交会之，日常避丙丁及弦望、晦朔、大风、大雨、大雾、大寒、大暑、雷电、霹雳，天地昏冥，日月无光，虹霓地动，日月薄蚀。此时受胎，非止百倍损于父母，生子或喑哑、聋聩、顽愚、癫狂、挛跛、盲眇，多病短寿，不孝不仁。又避日月、火光、星辰之下，神庙佛寺之中，井灶、圊厕之侧，冢墓尸柩之傍，皆悉不可。夫交会如法，则有福德大智善人降托胎中，仍令父母性行调顺，所作和合，家道日隆，祥瑞竞集。若不如法，则有薄福愚痴恶人来托胎中，则令父母性行凶险，所作不成，家道日否，殃咎屡至。

——《妇人大全良方·求嗣门、〈千金翼〉求子之论第四》

【注】农历的每月初一、初七、初八、十五、十六、二十二、二十三和最后一天（都以农历计算），这些日子是天地以合阴阳，男女交合损气。自己生日、父母生日和祭日、家里老人去世当天、佛诞日、灯前月下，如立春、立夏、立秋、立冬、春分、秋分、夏至、冬至等，除了春分前三天不能要孩子，其他节气当天及前后一天最好不要交合择子，因为这时天地之间的磁场不是太强就是太弱，一定要慎重。新饮酒、饱食，谷气未行，腹中胀满，小便白浊，交合择子，日后所生子女必癫狂。也不可忍大小便交合。劳倦重担，志气未安，筋酸腰痛，交合择子，日后所生子女或夭折或残。交媾之际女子必仰卧，否则可能导致孩子聋哑或原胎带病。新沐浴，发肤未干，令人短气，交合择子，日后所生子女有残。盛怒之后，经脉痛，当合不合，交合择子，日后所生子女有内伤。据《农历五月养生经》说，五月初五、初六、初七、十五、十六、十七、二十五、二十六、二十七为九毒日，还有十四日也不可。此十天夫妻禁止同房，更不能要孩子。此月如能全月不同房，对身心都有好处。另外，有病在身不可交合择子，也不可晚上时间过晚或熬夜要孩子，避开以上禁忌日和注意事项，怀孕后，夫妻最好断房事，直到哺乳期结束，所生儿女，必定身心强健，福寿绵长。

以上之论为古人之见，部分有可取之处。

【原文】惟人之生，与天地参，坤道成女，乾道成男。配为夫妇，生育攸寄，血气方刚，惟其时矣。成之以礼，接之以时，父子之亲，其要在兹。

——《格致余论·色欲箴》

【注】朱丹溪认为节欲养精是存身之关键，"生育攸寄""父子之亲，其

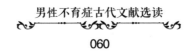

要在兹"，能"成之以礼，接之以时"者，则不为害，只是暗昧于此的"徇情纵欲"之人，才使其变为贼害，造成"既丧厥德，此身亦瘁"的后果。从天道规律、礼义道德、生理病理等方面郑重地告诫人们要收回纵欲之心，注意养生，以而才能"身安自廖"。朱丹溪认为不论男女老少，不论何种疾病，皆与嗜欲有关，治疗方法除服药之外，都强调淡味独宿，平心静气。

【原文】故求子之道，男子贵清心寡欲以养其精，女子贵平心定意以养其血。

——《广嗣纪要·寡欲篇》

【注】万全言："盖男子之形乐者，气必盈；志乐者，神必荡。不知安调则神易散，不知全形则盈易亏，其精常不足，不能至于溢而泄也。此男子所以贵清心寡欲养其精也。女子之性，偏急而难容，情媚悦而易感，难容则多怒而气逆，易感则多交而沥枯。气逆不行，血少不荣，则月事不以时也。此女子所以贵平心定气养其血也。

养心莫善于寡欲。寡欲者，尤男子之至要也。盖肾藏精，肝之脉，环于阴器而出其挺末。心不妄动则精常溢泄，肝实而阳道奋发矣。苟心慕少艾，纵欲无度则精竭，精竭则少而不多。精竭于内则阳衰于外，痿而不举，举而不坚，坚而不久。隐曲且不得，况欲输其精乎？是则肾肝俱损，不惟无子，而且有难状之疾矣。"

简言之，男性要节欲、养精、调神，让身体（精子、精液）有足够的储存，使精子质量有保证，这样再备孕，更容易产子，且更利于后代健康强壮。

综上所述，欲有子，须寡欲，寡欲则是为求保精全形，寡欲是为生育做准备，极其具有临床意义。

【原文】然则求子者，男当益其精而节其欲，使阳道之常健，女当养其血而平其气，使月事以时下，交相培养，有子之道也。

——《广嗣纪要·调元篇》

第二章 种子之法

【注】万全认为种子之前，男子注重保精，女子贵在养血。保精应房事有节，不可纵欲，调神全形，使精盈而溢，而慎神荡形乐，勿令未满即泻，否则精竭阳痿；养血当交接有度，心情舒畅，豁达开朗，月事才能以时下。因此惜精爱身，寡欲养神，忍性戒怒，"应期交接，妙合而凝，未有不成孕育者矣"。

【原文】男女情动，彼此神交，然后行之，则阴阳和畅，精血合凝，有子之道也。

——《广嗣纪要·协期篇》

【注】男女交合种子不但要心情舒畅，情投意合，而且还应选择最佳受孕时间与交合地点，否则"交而不孕，孕而不育，育而子厄不寿"，或"不惟令人无子，且致夭也"。交媾种子有"三虚四忌"之禁。

【原文】然妇人有所产皆女者，有所产皆男者，大王诚能访求多男妇人至宫府，有男之道也（方是求子一法）。王曰善。未再期，生六男。夫老阳遇少阴，老阴遇少阳，亦有子之道也。

——《济阴纲目·卷之六·求子门》

【注】在古人的生育观念中，"得男则喜"是普遍的诉求。古代医家提出了阳精和阴血运行先后的不同造成男女性别差异的理论，并采取多种方式在受孕、孕初阶段来干预胎儿的性别。

【原文】悲哀太甚则胞络绝，胞络绝则阳气内动，发则心下崩，数溲血也……思想无穷，所愿不得，意淫于外，入房太甚，宗筋弛纵，发为筋痿，及为白淫。

——《素问·痿论》

【注】如果悲哀过度，就会因气机郁结而使胞络隔绝不通，胞络隔绝不通则导致阳气在内妄动，逼迫心血下崩，于是屡次小便出血。如果无穷尽

地胡思乱想而欲望又不能达到，或意念受外界影响而惑乱，房事不加节制，这些都可致使宗筋弛缓，形成筋痿或白浊、白带之类疾患，引起不育类疾病。

【原文】凡交合之期，必败血去净，新血初生，子宫正开。此时用驯虎工夫，乾施坤受，两情畅美，正所谓如炉点金，如浆点腐，决能成胎矣。其间为男为女，固有蕴含于先天，而妙合乎后天者。乃说者谓阴血先至，阳精后冲而成男；阳精先入，阴血后参而成女。世无有精先泄而生男，精后泄而生女者乎？又或谓子宫有二穴，男穴在左，女穴在右。施精时，偏于左则男，偏于右则女。彼奔偷私窃者，往往得男，仓卒交合，岂必其皆偏于左而无右乎？又谓微阳不能射阴，弱阴不能慑阳。世无有尪羸之夫，怯弱之妇，屡屡受胎，虽欲止之不能；亦有血气方刚，精力过人，反艰于嗣育者，何欤？至若所谓耐战采阴，用存、缩、吸、抽、闭五字等法，则外道而非生育之正，并非夫妇之义矣，虽妄媵亦不宜也。倘所谓单日成男，双日成女，庶几阴阳奇偶之理，而入房取奎璧成定天月二德等日，或者趋吉避凶之道。然而新娶远归，何尝择吉，而愚夫愚妇又何知历日哉？则余所谓百脉齐到者近是耳。若三月后，尚可转女为男，则又诞妄不经之甚，而其方不必载矣。

——《妙一斋医学正印种子编·上卷·男科·交合至理》

【注】该篇主要论述的是为了正常受孕，性生活时所必须遵守的一些原则，主要有三个方面的内容：首先，为了正常的受孕，应该合理选择夫妻交合的时间，"必败血去尽，新血初生，子宫正开"，此时应该为现代医学女性排卵期。其次，"用驯虎工夫，乾施坤受，两情畅美"，分别强调了正常的性功能以及性生活时的夫妻双方的情投意合，轻松愉快的心情对于正常受孕的重要性。临床上也会有部分患者由于性知识的缺乏，尚未有正常的性生活，或部分患者性功能障碍，无法完成正常性生活，即门诊求治男性不育症，此时应在详细询问病情的基础上分别予以相关性知识的健康宣教或针对性功能

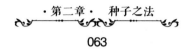

障碍予以针对性治疗后再予以考虑生育问题。

同时作者针对当时盛行的如何生男、如何生女的一些非科学的观点,如"阴血先至,阳精后冲而成男;阳精先入,阴血后参而成女""施精时,偏于左则男,偏于右则女"等谬论,驳斥为"诞妄不经之甚"。

【原文】炼精之法,全在肾家下手。内肾一窍,名玄关;外肾一窍,名牝户。真精未泄,乾体未破,则外肾阳气至子时而兴,人身之气与天地之气,两相吻合。精泄体破,而吾身阳生之候渐晚,有丑而生者,次则寅而生者,又次则卯而生者,有终不生者,始与天地不相应矣。炼之之诀,须半夜子时,即披衣起坐,两手搓极热,以右手将外肾兜住,以左手掩脐而凝神于内肾约半个时,久久习之,而精自旺矣。此诀虽非医旨,亦录以俟知者。

——《妙一斋医学正印种子编·上卷·男科·炼精有诀》

【注】肾主藏精,主生殖,除了生活起居方面注重聚精、惜精、藏精、护精、补精之外,岳甫嘉亦提倡平时需炼精,以补养肾中先天之精气。炼精的办法也主要是从肾脏入手,男子有内肾与外肾,内肾开窍于丹田,外肾开窍于阴户。真精未泄的纯阳之体,体内脏腑的阴阳之气的变化与十二时辰阴阳变化的规律一致,外肾的阳气从子时(夜间11时)开始逐渐充盛,用现代医学理论解释,其实是指夜间阴茎勃起的时间和情况,而这种情况又因人而异。因此对于此类患者,炼精的要诀就是在子时,将两手搓热后,一手兜住睾丸,一手捂住肚脐并气运丹田凝神半小时,长期坚持下去,肾中精气自然会逐渐充盛。这是当时坊间流传的方法,融合了部分道家观点和练功方法,实际起到的作用可能是帮助改善阴囊、睾丸血液循环,增加性激素的分泌,排除大脑皮层抑制性兴奋中枢的干扰等,顺应人体正常的生理特性,具有一定的科学性。岳甫嘉自述此"虽非医旨,亦录以俟知矣"。

【原文】男子聚精在寡欲，交接乘时不可失，须待絪缊时候至，乐育难忍是真机。

——《医宗金鉴·卷四·嗣育门·种子时候》

【注】"聚精之道，惟在寡欲，交接女子，必乘其时，不可失之迟早。盖妇人一月经行一度之后，必有几日氤氲之时，气蒸而热，如醉如痴，有欲交接不可忍之状，乃天然节候，是成胎生化之真机也。"（《医宗金鉴》）排卵日前后体温略有升高，通过监测体温提前安排房事，有利于孕育。现代研究表明，在评估的排卵期前行房事，让精子等待卵子，可以提高受孕概率。

【原文】其精施去施生，不去亦不生，犹井中之水，日日汲之，不见其亏；终年不汲，不见其溢。

——《医学源流论·上卷·经络脏腑》

【注】日生之精有施泄才能有充养化生，若无施泄则会始终保持充满而无新生。又如精液，禁欲 3~7 日精子质量最佳，禁欲 1 月质量反差，因为缺少新生充养。

【原文】故精之为物，欲动则生，不动则不生。能自然不动则有益，强制则有害，过用则衰竭。任其自然，而无所勉强，则保精之法也。

——《医学源流论·上卷·经络脏腑》

【注】人体之精不是静止的，而是不断地更新充盈，有排泄才能有新生。如果能顺其自然保持内心平静，即使没有房事，则可以使身体健康壮实；如果性欲频动而一味地克制房事，反而对身体有害；但是如果性欲过于旺盛，而频繁房事则会加速精的衰竭。所以顺从身体的欲望，既不过分克制又不过分放纵才是正确的保精之法。

【原文】种子之法，古人言之不少，如《广嗣诀》以经期方止，子宫正开，宜及时布种；《道藏经》以月信止后，单日属阳成男，偶日属阴成女；李东垣以经断一二日感者成男，四五日感者成女；朱丹溪以受气于左子宫为男，受气于右子宫为女；《圣济经》以左动成男，右动成女；《褚氏遗书》以血裹精成男，精裹血成女。诸说纷纷，各成其是，而终无十全之效。所谓效获十全者，寡欲是也。寡欲则不妄交合，聚精会神，待时而动，亦何求而不得欤？然寡欲必先清心，心主血而藏神，心有所动，神即外驰，外虽未泄，精已离宫，即肾气亦随之而内乱，轻则梦遗、淋浊，重则杨梅、结毒。即幸而获免，其于交会之际，毫无静一清宁之真气，所泄之物，尽是腐浊而已，安能化育成胎哉？心为一身之主，诚能扫尽邪思，兼用静工存养，无令火动，俟阳精充实，依时而合，一举而成。是以寡欲则神完，不惟多子，抑亦多寿。

——《秘本种子金丹·卷上·养精须寡欲》

【注】 此法对精少不育者尤为重要，对精量正常者亦有裨益。寡欲则精量充足，宜于受孕。但禁欲过久亦不好。因为精子在生殖道贮存过久逐渐趋向衰老，继之失去活动能力，一般禁欲时间在3~7天为宜。寡欲的另一个好处是女方性感容易增强，使阴道内pH值升高，有利于精子的成活，故受孕率提高。

【原文】 夫精成于血，不独房劳损吾之精，凡日用事物之间，其伤吾精者甚多：如目劳于视，则血以视耗；耳劳于听，则血以听耗；心劳于思，则血以思耗。吾随时而节之，而血得其养而与日俱积矣。

——《秘本种子金丹·卷上·养精须节劳》

【注】 这种观点的科学性已被现代临床所证实，过于劳累不仅影响精子的生成，而且人体内酸性代谢产物（如肌酸、肌酐、乳酸等）增多，使精子的活动力减弱，受孕机会减少。

【原文】 养精须戒酒饮食之类，人之脏腑，各有所宜，似不必过为拘执，惟酒为不宜。盖胎种先天之气，极宜清楚，极宜充实，而酒性淫热，非惟乱性,亦且乱精。精为酒乱,则湿热其半、真精其半耳。精不充实,胎元不固;精多湿热,则他日痘疹、惊风、脾败之患,率已基于此矣。故求嗣者必严戒之,与其多饮,不如少饮;与其少饮,犹不如不饮,此胎元之大机也。若醉后入房,精荡而随薄矣。

——《秘本种子金丹·卷上·养精须戒酒》

【注】酒类对性功能和生育的影响,早已引起许多人的关注,在中医古籍中早有禁忌"醉以入房"的记载。酒对性欲的影响差别很大,可能与饮酒量的多少以及个体反应的不同有关。近年来有人发现,酒精可降低健康男性血液循环中的睾酮水平,长期饮酒致慢性酒精中毒者,则有50%的人存在性功能障碍。临床工作中也发现,长期饮酒的人容易发生精液不液化和死精症,而影响生育,因而戒酒是必须重视的。

【原文】养精须慎味,经曰:精不足者,补之以味。然肥浓之味,不能生精;惟淡薄之味,乃能补精耳。夫万物皆有真味,调和胜则真味失,不论荤素,蒸煮得法,自有一种冲和恬淡之气,食之自能养精。盖食物甚多,惟五谷为得五味之正。故煮粥饭熟后,上面有厚汁融成一团者,皆米之精液所聚也,食之骤能生精,试之有效。人能行是数者,非特为求嗣之良方,亦可为摄生之妙术矣。

——《秘本种子金丹·卷上·养精须慎味》

【注】过食膏粱厚味并不能生精,尤其不应偏食,且饮食以多样为好。饮食多样则营养丰富,各种微量元素都有,对生精功能及精子的质量是有益的。

【原文】相火盛者,过于久战,女精已过,而男精未施,及男精既施,而女兴已寝,又安能生育哉。

——《石室秘录·伤寒相生秘法》

【注】相火亢盛，性生活过度频繁、久不射精、夫妻之间不和谐等，都是不利于生育的。因水亏而火旺，基本治法是补其水，滋阴降火，补肾益精，治其根本。临床上阴虚火旺者多见于形体偏瘦、性格急躁者，以及患有慢性前列腺炎、糖尿病、结核病、干燥综合征等疾病者，检查时多见精液量少、精子数少、精子活动力弱或精液黏稠不液化、畸形精子较多。"火盛者"还要考虑温度对睾丸及精子质量的影响。男性睾丸是生产精子的工厂，阴囊温度比其他部位低约3℃，当睾丸温度超过37℃时，则会抑制精子生成，进而导致男性精子质量下降，影响生育能力。临床需要叮嘱患者，合理安排性生活、多饮水、避高温泡浴、忌辛辣烟酒等。

第三章

种子之方

第三章 种子之方

【原文】种子之方，本无定轨，因人而药，各有所宜。寒者宜温，热者宜凉，滑者宜涩，虚者宜补，去其所偏，则阴阳和而生化著，是即种子之奇方也。今人不知此理而但只传方，岂宜于彼者亦宜于此也？且或见一人偶中，而不论己之宜否，而偏听如神，竞相制服，一若张冠李可戴也？况所传种子之方，大抵兴阳壮热之品居多，甚至锻炼金石，及制取毒秽悍劣诸物，炫诡矜奇，但助房中之乐，不顾伤身之祸，求嗣者所宜慎也。

——《秘本种子金丹·卷上·种子之药不可执方》

【注】治疗不育症不要固执成方，应根据临床具体情况辨证施治，因证而变，因人而异，有是证用是药，不可固执一方一药，尤忌热毒之品。

【原文】虚劳腰痛，少腹拘急，小便不利者，八味肾气丸主之。

——《金匮要略·血痹虚劳病脉证并治第六》

男子消渴，小便反多，以饮一斗，小便一斗，肾气丸主之。

——《金匮要略·消渴小便不利淋病脉证并治第十三》

【注】肾阴阳亏虚，是男科病证的主要机理，故调补肾气主要是调补肾中阴阳，为治疗男科病证的主要治法。条文虽未直陈失精、精气清冷、阴头寒等症状，但从腰痛、男子消渴及小便失常等，可知其为肾虚，故用调补肾中阴阳治法治疗。临床常用此法此方治疗阳痿、早泄、性欲减退、不育等男科病证，获得了较好的治疗效果。随着糖尿病发病率逐年升高，糖尿病合并阳痿的患病率也逐年升高，故深入研究颇有意义。在临床的不育患者中，虚证占5.47%，其中又以肾虚为主，高达40%。在肾虚中，又偏于肾阳不足。进一步对方药的分析表明，出现频率最高的8味药中，包括干地黄（熟地黄）、山药、山茱萸、牡丹皮、泽泻、茯苓、制附片、肉桂；出现频率最高的基础方包括肾气丸、六味地黄丸辈和五子衍宗丸。肾气丸在国内虽然以成方的形式报道不多，但寓意于方药，特别是在此基础上的加减用药却占很大比例。

临床发现，服药后4～8周，精液质量即出现改善，而睾丸内精原细胞从分裂、分化到精子进入精液一般需要12周，提示肾气丸还可以促进精子的输送。同时所做的内分泌分析表明：有效病例的促卵泡激素降至正常，雌二醇显著上升，有效和无效组的黄体激素、催乳素、睾丸素等均无明显变化。肾气丸的作用可能与改善患者睾丸、附睾的血液循环，从而提高造精能力，增加睾丸内谷胱甘肽浓度及前列腺二氢睾酮（DHT）受体数量有关。

【原文】虚劳腰痛，少腹拘急，小便不利者，八味肾气丸主之。

——《金匮要略·血痹虚劳病脉证并治第六》

【注】本方温化肾气，以治肾阳不足之证。六味地黄丸壮水之主，加桂枝、附子补水中之火以鼓舞肾气，水火并补，阴阳协调，邪去正复，肾气自健。尤在泾认为："八味肾气丸补阴之虚，可以生气，助阳之弱，兼见形寒肢冷，少腹冷痛，喜温喜按，舌淡苔滑，脉沉迟。"

伤寒病中损阳伤正，或误汗伤阳，或大病初愈，阳气未复，阴寒未尽，若触犯房事，损精伤阳，精亏则阳无以化，肾阳不足，即可形成阴寒内盛，寒凝经脉为主证的阴阳易病，治疗宜温阳补肾，散寒止痛，方用金匮肾气丸加韭菜子、益智仁、肉苁蓉、锁阳、巴戟天、阳起石。精亏气衰：上述三部见症兼见少气懒言，神疲困倦，动则自汗。素体气虚，伤寒或温病日久，损伤正气，或大病初愈，虽无寒热余邪，而正气尚未恢复，若此时触犯房事，肾精亏虚，精不化气，元气愈亏，即可形成以肾精亏虚，元气虚衰为主证的阴阳易病，治疗宜补肾益精，大补元气。

正虚邪恋：上述三部见症兼见体倦乏力，少气，动则自汗，且外感症状反复不愈者。素体正气亏虚，或病后正气不足，正虚无力驱邪外出，如再性交伤精气，使正气更虚，外邪相对较盛，如寒盛即可凝滞于经脉而致阴阳易病，如热盛则伤津而致阴虚内热之阴阳易病，治疗宜补气扶正，温经散寒或滋阴清热，方用四君子汤。

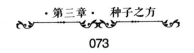

阴阳易为触犯房事而出现的一种变证，其病机关键乃正气未复，余邪未尽，故非伤寒、温病初愈所仅有，所以不论何病初愈，凡正气未复，余邪未尽，而触犯房事者，都有变成阴阳易病之可能。若房事后复感寒邪者，亦有变成阴阳易病者。既然阴阳易病为触犯房事所致，其防护的关键在于限制房事，不可纵欲伤肾；房事后禁受风寒；大病期间及恢复期禁止房事。

【原文】五子衍宗丸　男服此药，添精补髓，疏利肾气，不问下焦虚实寒热，服之自能平秘，旧称古今第一种子方。有人世世服此药，子孙蕃衍，遂成村落之说。嘉靖丁亥于广信郑中丞宅，得之张神仙四世孙，予及数人用之殊验。

甘州枸杞子（八两）　菟丝子（八两，酒蒸捣饼）　辽五味子（二两，研碎）　覆盆子（四两，酒洗去目）　车前子（二两，扬净）

上各药，俱择道地精新者，焙晒干，共为细末，炼蜜丸梧桐子大，每服空心九十九，上床时五十九，白沸汤或盐汤送下，冬月用温酒送下。修合日，春取丙丁巳午，夏取戊己辰戌丑未，秋取壬癸亥子，冬取甲乙寅卯。忌师尼鳏寡之人及鸡犬六畜见之。

——《摄生众妙方·卷之十一·子嗣门》

【注】肾为先天之本、生育之源，主骨而藏精，藏元阴元阳，精子的生成依赖于肾阴的滋养和肾阳的温煦，精子的多少取决于真阴真阳的盛衰。现代中医研究学者认为，男性不育症乃是由于先天禀赋不足，肾精不充，或后天之精不足，肾精失于充养所致，故补育强精乃治疗男性不育症之要旨。

五子衍宗丸是滋阴补肾、固精助阳之经典方剂，乃治疗男性不育症的良方，为历代医家所推崇，被誉为"古今种子第一方"。五子衍宗丸由枸杞子、菟丝子、五味子、覆盆子、车前子五味药构成，方中枸杞子性平味甘，滋肾填精，菟丝子性温味甘，温肾益精，二者俱有滋补肝肾之功效，共为君药；覆盆子性温味甘酸，温肾而不燥，固精而不凝，五味子性温味酸，益气补虚，强阴涩精，与覆盆子同为臣药；车前子是方中唯一一味药性寒凉的药物，清肝肺风热，导膀胱水邪，利水而不动气，为佐药。五药相配伍，共奏填精、补髓、益肾之功。多个现代临床试验研究也证实了该方在治疗男性不育症方面的有效性。从现代药理学来看，五子衍宗丸对下丘脑-垂体-性腺轴具有调节作用，对鼠类模型给予五子衍宗丸后进行研究，发现下丘脑-垂体-性腺轴中的相应指标发生变化，如T（睾酮）呈升高趋势，而LH（黄体生成素）则明显下降；从细胞分子学来讲，五子衍宗丸可通过干预Tip60（赖氨酸乙酸转移酶5）介导的细胞凋亡进程，从而对生殖细胞起到很好的保护作用，还可通过调控内质网应激相关的基因表达，从而保护神经元细胞，抑制细胞凋亡；亦有实验研究发现五子衍宗丸能减慢精子的凋亡进程，减少精子的凋亡数量，提高支持细胞自噬活性，保护并改善生精功能。另一方面，五子衍宗丸可通过上调雄激素水平，促进生殖细胞的增殖和分化，下调Caspase-3（半胱氨酸蛋白酶-3）的表达进而改善精子质量。五子衍宗丸还可改善睾丸支持细胞功能，对维持抑制素B、生殖激素相关蛋白以及转铁蛋白的表达水平也有重要意义，为精子的生成和发育提供适宜的内环境。五子衍宗丸对睾丸生精细胞、支持细胞、精子线粒体、精子特异性钙通道以及氧化应激等细胞分子层面的影响，是其改善精液质量的重要机制。

【原文】虚劳里急，悸衄，腹中痛，梦失精，四肢酸疼，手足烦热，咽干口燥，小建中汤主之。虚劳里急，诸不足，黄芪建中汤主之。虚劳诸不足，风气百疾，薯蓣丸主之。

——《金匮要略·血痹虚劳病脉证并治第六》

【注】在阴阳两虚的情况下，补阴或补阳或阴阳并补均不适宜，仲景立建中法，执中央以运四旁，从阴引阳，从阳引阴，使阴阳复归于平衡。后世补后天以养先天之法实源于此。小建中汤、黄芪建中汤是建中法的代表方，用于气血阴阳虚之男科病证颇为合适。薯蓣丸方内包含主药薯蓣，还有四君子

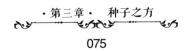

汤等补脾药物、四物汤等养血药物，是治疗虚劳诸不足的好方。在临床中，化裁此方治疗体质虚弱之男科病证，有补肾不如补脾之妙。因生活节奏加快，白领一族常处于亚健康状态，慢性疲劳综合征也常见，性生活的质量和能力多有下降，用薯蓣丸调理颇好。

【原文】五劳虚极羸瘦，腹满不能饮食，食伤、忧伤、饮伤、房室伤、饥伤、劳伤、经络营卫气伤，内有干血，肌肤甲错，两目黯黑，缓中补虚，大黄䗪虫丸主之。

——《金匮要略·血痹虚劳病脉证治第六》

【注】要保持健康，就要注意摄生；如摄生不慎，可伤及脾肾而引起男科病证。如五劳七伤，尤其是房室所伤，即性生活过度可发生阳痿、早泄、遗精、滑精等男科病证。饮食自倍，膏粱厚味，可导致消渴病，耗精伤津，使男性患者多并发阳痿或性功能低下。忧属七情之一，忧伤是心因性阳痿的重要原因之一。过度酗酒，酒性彪悍，刚阳过度，必然劫阴；酒性属湿，湿浊困肾，可导致阳痿或性功能低下。各种劳伤可致脏腑经络筋骨百骸损伤，虚劳之病，穷必及肾，可引起男科病证。

在临床中发现遗精过频或性生活过度的患者，其眼胞黯黑，皮肤粗糙如鳞甲，可辨为有瘀血，用大黄䗪虫丸活血祛瘀。男科病证如精囊炎、前列腺炎、前列腺增生等常有热毒、瘀血等病机及表现，治疗常要清热解毒兼凉血活血，方剂可参考治疗肠痈的薏苡附子败酱散、大黄牡丹汤等。方中薏苡仁利湿解毒，败酱草、大黄清热解毒，大黄、牡丹皮、桃仁凉血活血。在临床中化裁此两方治疗精囊炎、前列腺炎、前列腺增生等，可取得较好的效果。

【原文】夫失精家，少腹弦急，阴头寒，目眩，发落，脉极虚芤迟，为清谷，亡血失精。脉得诸芤动微紧，男子失精，女子梦交，桂枝加龙骨牡蛎汤主之。

——《金匮要略·血痹虚劳病脉证并治第六》

【注】排精异常，指男子不在性交时，精液自行泄出，包括遗精（梦遗）和滑精。《金匮要略》多用"失精"描述，精不固和精不足都属于失精家，即虚劳的病人。

"少腹弦急"中的"弦急"是因为肾阳亏虚造成的，少腹里面感觉到好像有一条筋在拉扯，是因为水不能生木，肝主筋，肝木无水来滋润，所以筋急，而肝直接络于少腹。如果有少腹痛时，多因脾脏过寒导致，此时可重用白芍来止腹痛。

"阴头寒"是指感觉到阴部前头都是冷冰的，此时兼有头昏眩。"发落"就是连头发都掉下来了。频繁遗精的人，日久必然出现肝肾阴阳两虚之证。肝血不足则里急，若加之肾阳亏虚则见少腹弦急不适，较里急更重；肾阳不足，失于温煦，故见阴部寒冷，虚阳上浮可见头目晕眩；气血不足，毛发失养，则脱发。

"脉极虚芤迟"是虚劳之脉，常见于下利清谷、亡血、失精等病。虚脉主阳气亏虚，芤脉主阴血不足，迟脉主寒，脉极虚芤迟则是阴阳两虚之脉。芤动是阴虚火盛之脉，微紧是阳虚寒凝之脉，同时出现属心肾不交，阴阳两虚。此脉常现于男子失精、女子梦交。治疗选择桂枝加龙骨牡蛎汤，桂枝汤调和阴阳，龙骨、牡蛎敛阴安神。

桂枝龙骨牡蛎汤是桂枝、芍药、生姜等量用，也就是很简单的桂枝汤加龙骨、牡蛎。牡蛎能补骨、滋肾阴，龙骨能够固敛肾阳，如此阴精就不会遗漏。牡蛎的用途很多，如"但头汗出"时，能减少头汗出。浮阳在上是因为下焦阴虚，牡蛎能滋阴，所以可以将此浮阳降下。牡蛎味咸，故又可以攻坚。牡蛎又可以生精，阳精外泄时需要靠龙骨来敛阳，但已经泄出去的精，要靠牡蛎把它补回来。龙骨只是固涩精，不使其外流。对于失精家，最常用的处方就是桂枝龙骨牡蛎汤，这也是专门用来治虚劳的处方。此方用于年轻人效果很明显，有的年轻人偶尔遗精没有关系，可是严重的时候，必须用药治疗。服用一剂，时常第二天气色好转。

病人失精，临床上有三种症状：第一种症状比较浅，是有梦乃遗，就是做了梦以后才会遗精出来；第二种比较重，无梦而遗，睡觉中间没梦，就会遗精出来；第三种最重，醒时亦遗。

【原文】腰痛上寒，实则脊急强，长强主之。少腹痛，控睾引腰脊，疝痛上冲心，腰脊强，溺黄赤，口干，小肠俞主之……腰足脊痛而清，善呕，睾跳骞拳，上髎主之……腰痛控睾、小腹及股，卒俯不得仰，刺气街。腰痛不得转侧，章门主之。

——《针灸甲乙经·肾小肠受病发腹胀腰痛引背少腹控睾第八》

【注】"控睾"为中医病名，又称"小肠气"，出自《灵枢·四时气》，现代医学称为腹股沟斜疝。此处意为少腹腰脊处疼痛，疝疼，牵引睾丸，甚至痛冲心胸，腰脊强直，尿黄，口干，治疗时针刺小肠俞。腰疼，疼痛部位感觉寒冷，喜欢弯着腰，睾丸上缩的，治疗时应取上髎穴。腰疼牵扯睾丸，痛及小腹和大腿，只能弯腰而不能仰，治疗时针刺足阳明经气街。

【原文】阴疝引睾，阴交主之。少腹痛，溺难，阴下纵，横骨主之。少腹疝，卧善惊，气海主之……阴疝气疝，天枢主之……阴疝痿，茎中痛，两丸骞痛，不可仰卧，刺气街主之。

男子阴疝，两丸上下，小腹痛，五枢主之……腹痛上抢心，心下满，癃，茎中痛，怒瞋不欲视，泣出，长太息，行间主之。

——《针灸甲乙经·足厥阴脉动喜怒不时发疝遗溺癃第十一》

【注】睾丸疝气疼痛，针刺任脉阴交穴。少腹疼痛，小便不利，阴茎萎软不用，针刺足少阴横骨穴。疝气疼痛，睡卧时经常惊恐，此时针刺任脉气海

穴。阴疝和气疝都可以针刺天枢穴。阴疝伴阳痿的患者，阴茎疼痛，双侧睾丸向腹部收缩，不能仰卧的，针刺气街穴。

男子发生疝气，双侧睾丸时上时下，小腹疼痛，可针刺五枢穴。腹部疼痛，感觉有气上冲心胸，心下满闷不适，小便点滴而出，阴茎疼痛，双目怒睁充血而讨厌视物，眼睛干涩而眼泪频出，喜好叹气，针刺行间穴。

【原文】论曰：凡人无子，当为夫妻俱有五劳七伤，虚羸百病所致，故有绝嗣之患。夫治之之法，男服七子散，女服紫石门冬丸及坐药、荡胞汤，无不有子也。

七子散　治丈夫风虚目暗，精气衰少，无子，补不足方。

五味子　牡荆子　菟丝子　车前子　菥蓂子　石斛　薯蓣　干地黄　杜仲　鹿茸　远志（各八铢）　附子　蛇床子　川芎（各六铢）　山茱萸　天雄　人参　茯苓　黄芪　牛膝（各三铢）　桂心（十铢）　苁蓉（十铢）　巴戟天（十二铢）　钟乳粉（八铢）

上二十四味，治下筛，酒服方寸匕，日二，不知，增至二匕，以知为度，禁如药法。不能酒者，蜜和丸服亦得。一方加覆盆子八铢，求子法一依后房中篇。

——《备急千金要方·妇人方上·求子第一》

【注】该条文体现了孙思邈男女同治的思想，其认为男女双方疾病均可导致无子，而非单单女方子脏闭不受精而致。这个观点在当时所处时代十分超前。

在《备急千金要方·妇人方上·求子第一》中，孙思邈首先指出的病因便是劳伤虚损，认为男子的精气衰少或阳气不足是导致无子的病因之一，尤其强调男子的虚损是导致男性不育的重要原因。劳伤虚损，在男性则为精气衰少。

第三章 · 种子之方

【原文】论曰：古者求子，多用庆云散、承泽丹，今代人绝不用此。虽未试验，其法可重，故述之。

庆云散　治丈夫阳气不足，不能施化，施化无成方。

覆盆子　五味子（各一升）　天雄（一两）　石斛　白术（各三两）桑寄生（四两）　天门冬（九两）　紫石英（二两）　菟丝子（一升）

上九味，治下筛，酒服方寸匕，先食，日三服。素不耐冷者，去寄生，加细辛四两。阳气不少而无子者，去石斛，加槟榔十五枚食。

——《备急千金要方·妇人方上·求子第一》

【注】治男子阴阳并补，孙思邈认为虚损是男子不育的主要病因，"补不足"是其主要治法。在求子门中，用于男性的方剂有两首，分别为七子散与庆云散。前者治疗"丈夫风虚目暗，精气衰少，无子，补不足方"，后者则"主丈夫阳气不足，不能施化，施化无成方"。二方均以温阳药物为主，而在配伍上注重阴阳并补，所选之药也多为温润之品。以七子散为例，方中使用五味子、菟丝子、薏苡子、石斛、牛膝、山茱萸、巴戟天、肉苁蓉、蛇床子、钟乳粉以补男子精气，兼能强阴；以薯蓣、干地黄、杜仲、鹿茸、远志、人参、黄芪、茯苓甘平等药物补五脏不足；又以附子、天雄、桂心温通阳气，兼能外散寒邪；车前子、牡荆子则渗利湿邪。此外，方中石斛、干地黄等又可制约巴戟天、天雄等的温燥之性。统观全方，补五脏，益精气，温阳而不燥热，补益而不碍邪。后世名方五子衍宗丸即宗此方而成。

【原文】棘刺丸　治虚劳，诸气不足，梦泄失精方。

棘刺　干姜　菟丝子（各二两）　天冬　乌头　远志　防葵　山药　萆薢　细辛　石龙芮　枸杞子　巴戟天　葳蕤　石斛　厚朴　牛膝　桂心（各一两）

上十八味，为末，蜜丸如梧子大，酒服五丸，日二服。（《深师方》以蜜杂鸡子白各半和丸子，若患风痿痹气，体不便，热烦满，少气消渴，加葳蕤、天门冬、菟丝子。身黄汗，小便赤黄不利，加石龙芮、枸杞子。关节腰背痛，加草薢、牛膝。寒中气胀，时泄数唾呕吐，加厚朴、干姜、桂心。阴囊下湿精少，小便余沥，加石斛，皆以意增之。《古今录验》以干地黄代干姜，以麦冬代天冬，以杜仲代山药，以柏子仁代枸杞子，以苁蓉代葳蕤，用治男子百病，小便过多失精。）

——《备急千金要方·肾脏·精极第四》

【注】棘刺丸主治虚劳，诸气不足，数梦或精自泄。《千金方衍义》云："虚劳不足，梦泄失精，多由木郁生风，袭入髓脏之故。故首取棘刺透肝肾之风，兼取乌头、干姜祛风逐湿，细辛、桂心通肾达肝，防葵、石龙芮散结利窍，巴戟天、草薢、石斛、远志坚骨强筋，菟丝子、牛膝、枸杞子、天门冬、葳蕤、山药益气充精，独用厚朴一味开泄滞气而致清纯。"王节斋言："风气袭于肾肝，惟蒺藜可以搜逐，而此独不用者，既用棘刺似可无籍蒺藜，且乌头、细辛、防葵、石龙芮、巴戟、远志、天门冬、山药等味未尝不治风气百疾也。"

【原文】治梦中泄精，尿后余沥及尿精方。

人参　麦冬　赤石脂　远志　续断　鹿茸（各一两半）　茯苓　龙齿　磁石　苁蓉（各二两）　柏子仁　丹参　韭子（各一两六铢）　干地黄（三两）

上十四味，为末，蜜丸如梧子大，酒服二十丸，日再，加至三十丸。

——《备急千金要方·肾脏·精极第四》

【注】此方主治梦中泄精，尿后余沥及尿精。

【原文】治虚损小便白浊梦泄方。

菟丝子　车前子　韭子（各一升）　矾石　当归（各二两）　川芎　附子（各三两）　桂心（一两）

上八味，为末，蜜丸如梧子大，酒服五丸，日三。

——《备急千金要方·肾脏·精极第四》

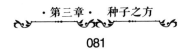

【注】此方主治虚损，小便白浊，梦泄。

【原文】韭子丸，主治房室过度，精泄自出不禁，腰背不得屈伸，食不生肌，两脚苦弱方。

韭子（一升） 甘草 桂心 紫石英 禹余粮 远志 山茱肉 当归 天雄 紫菀 山药 细辛 茯苓 僵蚕 菖蒲 人参 杜仲 白术 干姜 川芎 附子 石斛 天冬（各一两半） 苁蓉 黄芪 菟丝子 干地黄 蛇床子（各二两） 大枣（五十枚） 牛髓 干漆（四两）

上三十一味，为末，牛髓合白蜜、枣膏合捣三千杵，丸如梧子大，空腹服十五丸，日再，加至二十九。

——《备急千金要方·肾脏·精极第四》

【注】韭子丸，主治房室过度，精泄自出不禁，腰背不得屈伸，食不生肌等。

【原文】韭子散 治小便失精及梦泄精方。

韭子 麦冬（各一升） 菟丝子 车前子（各二合） 川芎（三两） 白龙骨（三两）

上六味，治下筛，酒服方寸匕，日三。不止，稍增。甚者，夜一服。（《肘后》用泽泻一两半）。

——《备急千金要方·肾脏·精极第四》

【注】韭子散 主治小便失精及梦泄精。

【原文】枣仁汤 治大虚劳，梦泄精，茎核微弱，气血枯竭，或醉饱伤于房室，惊惕忪悸，小腹里急方。

酸枣仁（二合） 泽泻 人参 芍药 桂心（各一两） 黄芪 甘草 茯苓 白龙骨 牡蛎（各二两） 生姜二斤 半夏一升

上十二味，哎咀，以水九升，煮取四升，一服七合，日三。若不能食，小腹急，加桂心六两。

——《备急千金要方·肾脏·精极第四》

【注】枣仁汤，主治大虚劳，梦泄精，茎核微弱，气血枯竭，或醉饱伤于房室，惊惕怵悸，小腹里急。

【原文】禁精汤　治失精羸瘦，酸削少气，目视不明，恶闻人声方。

韭子（二升）　粳米（一合）

上二味，于铜器中熬之，米黄黑乘热，以好酒一升投之，绞取汁七升，每服一升，日三服，尽二剂。

——《备急千金要方·肾脏·精极第四》

【注】禁精汤，主治失精羸瘦，酸削少气，目视不明。

【原文】羊骨汤　治失精多睡，目眈眈方。

羊骨（一具）　饴糖（半斤）　生地　白术（各三斤）　大枣（二十枚）　桑皮　厚朴（各一两）　阿胶　桂心　麦门冬　人参　芍药　生姜　甘草　茯苓

上十五味，哎咀，以水五斗，煮羊骨，取汁三斗，去骨，煮药约取八升，下饴令烊，平旦服一升，后旦服一升。

——《备急千金要方·肾脏·精极第四》

【注】羊骨汤，主治失精多睡。

【原文】虚劳尿精，灸第七椎两旁各三十壮；又灸第十椎两旁各三十壮；又灸第十九椎两旁各二十壮；又灸阳陵泉、阴陵泉各随年壮。

梦泄精，灸三阴交二七壮，梦断神良。

丈夫梦失精及男子小便浊难，灸肾俞百壮。

男子阴中疼痛，溺血精出，灸列缺五十壮。

失精，五脏虚竭，灸屈骨端五十壮。阴上横骨中央宛曲如却月中央是也，此名横骨。

男子虚劳失精，阴上缩，茎中痛，灸大赫三十壮，穴在屈骨端三寸。

男子腰脊冷疼，溺多白浊，灸脾募百壮。

男子失精，膝胫疼痛冷，灸曲泉百壮，穴在膝内屈纹头。

男子虚劳失精，阴缩，灸中封五十壮。

——《备急千金要方·肾脏·精极第四》

【注】 灸法对于虚证、寒证具有特别好的治疗效果。《素问·阴阳应象大论》曰："形不足者，温之以气。"《素问·至真要大论》曰："劳者温之……损者温之。"这些论述都指出灸法对虚证治疗的显著效果，这是因为灸法具有补气助阳、扶正祛邪的作用。现代医学也从多方面证实灸法具有提高机体免疫力，改善循环系统功能，促进与调整内分泌、呼吸、消化、生殖等系统功能的作用。《灵枢·经脉》有云："盛则泻之，虚则补之……陷下而灸之。""陷下而灸之"属于"虚则补之"范畴。临床对于因脏腑、经络之气虚弱，中气不足，气血和内脏失其固摄能力而出现的一系列气虚病证，如久泄、久痢、遗尿、崩漏、脱肛、子宫脱垂及其他内脏下垂等，常灸百会、神阙、气海、关元、中脘、脾俞、肾俞、足三里等穴补中益气、升阳举陷。同样对于男性不育，如果是虚证的，可以用灸法来温阳祛寒、增强正气，达到提高生殖能力的目的。

【原文】 论曰：补方通治五劳，六极，七伤虚损。五劳，五脏病。六极，六腑病。七伤，表里受病。五劳者，一曰志劳，二曰思劳，三曰忧劳，四曰心劳，五曰疲劳。六极者，一曰气极，二曰血极，三曰筋极，四曰骨极，五曰髓极，六曰精极。七伤者，一曰肝伤善梦，二曰心伤善忘，三曰脾伤善饮，四曰肺伤善痿，五曰肾伤善唾，六曰骨伤善饥，七曰脉伤善嗽。凡远思强虑伤人，忧恚悲哀伤人，喜乐过度伤人，忿怒不解伤人，汲汲所愿伤人，戚戚所患伤人，寒暄失节伤人。故曰五劳六极七伤也。论伤甚众，且言其略，后方悉主之。

建中汤 治虚损少气，腹胀内急拘引小腹至冷，不得屈伸，不能饮食，寒热头疼，手足逆冷，大小便难，或复下痢，口干，梦中泄精，或时吐逆恍惚，面色枯瘁，又复微肿，百节疼酸方。

附子 厚朴（各一两） 人参 甘草 桂心 当归 茯苓（各二两） 麦冬 黄芪 龙骨（各三两） 大枣（三十枚） 芍药（四两） 生地黄（一斤） 生姜（六两） 饴糖（八两）

上十五味，㕮咀，以水一斗二升，煮取四升，去滓，纳饴糖，每服八合，日三夜一。咳者，加生姜一倍。

——《备急千金要方·肾脏·补肾第八》

【注】建中汤，主治五劳七伤，虚羸不足，面目黧黑，手足疼痛，久立腰疼，起则目眩。

【原文】大建中汤 治虚劳寒澼，饮在胁下，决决有声，饮已如从一边下，决决然也，有头并冲皮起，引两乳内痛，里急，善梦失精，气短目眲眲忽忽多忘方。

川椒（二合） 半夏（一升） 生姜（一斤） 甘草（二两） 人参（三两） 饴糖（八两）

上六味，㕮咀，以水一斗，煮取三升，去滓，纳饴，温服七合。里急拘引加芍药、桂心各三两。手足厥，腰背冷加附子一枚，劳者加黄芪一两。

大建中汤 治五劳七伤，小腹急，脐下彭亨，两胁胀满，腰脊相引，鼻口干燥，目暗眲眲，愦愦不乐，胸中气急逆不下食饮，茎中策策痛，小便黄赤，尿有余沥，梦与鬼神交通，去精，惊恐虚乏方。

饴糖（半斤） 黄芪 远志 当归（《千金翼方》无） 泽泻（各三两）

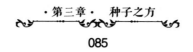

芍药　甘草　人参　龙骨（各二两）　生姜（八两）　大枣（十二枚）

上十一味，哎咀，以水一斗，煮取二升半，去滓，纳饴糖令烊，一服八合。相去如行十里久。（《千金》有当归三两。）

——《备急千金要方·肾脏·补肾第八》

【注】大建中汤，温中补虚，降逆止痛。主治脾胃虚寒，心胸中大寒痛，或寒饮停在胁下。许多男性不育与脾虚有关。男子虚损，难有子。补虚方，首推建中类。

【原文】石斛散　治大风，四肢不收不能自反复，两肩疼痛，身重胫急筋肿不能行，时寒时热，足如刀刺，身不能自任，此皆得之饮酒。中大风露，卧湿地，寒从下入，腰以下冷，不足无气，子精虚，脉寒，阴下湿茎消，令人不乐恍惚时悲。此方除风轻身益气，明目强阴，令人有子，补不足方。

石斛（十分）　牛膝（二分）　杜仲　附子（各四分）　芍药　松脂　柏子仁　石龙芮　泽泻　萆薢　云母粉　防风　山茱萸　菟丝子　细辛　桂心（各三分）

上十六味治下筛，酒服方寸匕，日二。阴不起倍菟丝子、杜仲。腹中痛倍芍药。膝中痛倍牛膝。背痛倍萆薢。腰中风倍防风。少气倍柏子仁。蹶不能行倍泽泻。随病所在倍三分，亦可为丸，以枣膏丸如梧子，酒服七丸。

——《备急千金要方·肾脏·肾脏第八》

【注】石斛丸可以除风轻身益气，明目强阴，令人有子，补不足。

【原文】黄帝问五劳七伤于高阳负，高阳负曰：一曰阴衰，二曰精清，三曰精少，四曰阴消，五曰囊下湿，六曰腰（一作胸）胁苦痛，七曰膝厥痛冷不欲行，骨热，远视泪出，口干腹中鸣，时有热，小便淋沥，茎中痛，或精自出，有病如此，所谓七伤。一曰志劳，二曰思劳，三曰心劳，四曰忧劳，五曰疲劳，此谓五劳。黄帝曰：何以治之？高阳负曰：石韦丸主之。

石韦　细辛　矾石　远志　茯苓　泽泻　菖蒲　杜仲　蛇床子　苁蓉　桔梗　牛膝　天雄　山茱肉　柏子仁　续断　山药（各二两）　防风　赤石脂（各三两）

上十九味，末之，枣膏若蜜和丸，酒服如梧子三十九，日三。七日愈，二十日百病除，长服良（崔氏无矾石，茯苓、泽泻、桔梗、山药，有栝蒌根二两半）。

——《备急千金要方·肾脏·补肾第八》

【注】虚者，无非阴阳。阴成形，阳化气，五劳七伤，莫过于此。治疗当法阴阳，恢复平衡。石韦丸阴阳双补，补泻兼施，寓补于泻。

【原文】五补丸　治肾气虚损，五劳七伤，腰脚酸疼，肢节苦痛，目暗眈眈，心中喜忘，恍惚不定，夜卧多梦，觉则口干，食不得味，心常不乐，多有恚怒，房室不举，心腹胀满，四体疼痹，口吐酸水，小腹冷气，尿有余沥，大便不利，方悉主之。久服延年不老，四时勿绝，一年万病除愈。方：

杜仲　巴戟天（各六分）　人参　五加皮　五味子　天雄　牛膝　防风　远志　石斛　山药　狗脊（各四分）　地黄　苁蓉（各十二分）　鹿茸（十五分）　菟丝子　茯苓（各五分）　覆盆子　石龙芮（各八分）　萆薢　蛇床子　石楠　白术（各二分）　天冬（七分）

上二十四味，为末，蜜和丸如梧子，酒服十九，日三。有风加芎䓖、当归、黄芪、五加皮、石楠、独活、天雄、茯神、白术、柏子仁各三分。有气加浓朴、枳实、橘皮各三分。冷加干姜、桂心、吴茱萸、附子、川椒、细辛各三分。泄精加韭子、白龙骨、牡蛎、鹿茸各三分。泄痢加赤石脂、龙骨、黄连、乌梅肉各三分。春依方服。夏加地黄五分，黄芩三分，麦冬四分，冷则去此，加干姜、桂心、川椒各三分，若不热不寒，亦不须增损，直尔服之。三剂以上，即觉庶事悉佳。慎酸蒜脍陈臭大冷醉吐，是外百无所慎。稍加至三十九，不得增，常以此为度。

——《备急千金要方·肾脏·补肾第八》

第三章 种子之方

【注】五补丸，主治肾气虚损，五劳七伤，腰脚酸疼，肢节苦痛。

【原文】肾气丸 治虚劳，肾气不足，腰疼阴寒，小便数，囊冷湿，尿有余沥，精自出，阴痿不起，忽忽喜悲方。

地黄（八分） 远志 防风 干姜 牛膝 麦冬 蕤蕤 山药 石斛 细辛 地骨皮 甘草 附子 桂心 茯苓 山萸肉（各四分） 苁蓉（六分） 钟乳粉（十分） 羚羊肾（一具）

上十九味，为末，蜜丸如梧子，酒服十五丸，日三。稍加至三十丸。（《古今录验》无远志、防风、干姜、蕤蕤、牛膝、骨皮、甘草、钟乳，有狗脊一两，黄芪四两，人参三两，泽泻、干姜各二两，大枣一百枚。）

——《备急千金要方·肾脏·补肾第八》

【注】肾气丸，主治虚劳，肾气不足，腰疼阴寒，小便数，囊冷湿，尿有余沥，精自出，阴痿不起，忽忽喜悲。

【原文】神化丸治五劳七伤，气不足，阴下湿痒或生疮，小便数，有余沥，阴头冷疼，精自出，小腹急，绕脐痛，膝重不能久立，目视漠漠，见风泪出，胫酸，精气衰微，卧不欲起，手足厥冷，调中利食方。

苁蓉 牛膝 山药（各六分） 续断 萸肉 大黄（各五分） 远志 泽泻 天雄 柏子仁 菟丝 人参 防风 栝蒌根 杜仲 石斛 川连 白术 甘草 矾石 当归（各一两） 桂心 石南 干姜 草薢 茯苓 蛇床子 细辛 赤石脂 菖蒲 芎䓖（各二两）

上三十一味，为末，蜜丸如梧子，酒服五丸，日三，加至二十丸。

——《备急千金要方·肾脏·补肾第八》

【注】神化丸，主治五劳七伤，气不足，阴下湿痒或生疮，小便数，有余沥，阴头冷疼，精自出，小腹急，绕脐痛，膝重不能久立，目视漠漠，见风泪出，胫酸，精气衰微，卧不欲起，手足厥冷。

【原文】治虚劳不起，囊下痒，汗出，小便淋沥，茎中数痛，尿时赤黄，甚者失精，剧苦溺血，目视眈眈，见风泪出，茎中冷，精气衰，两膝肿不能久立，起则目眩，补虚方。

蛇床　细辛　天雄　大黄　柏子仁　菟丝子　杜仲　茯苓　防风　草薢　菖蒲　泽泻（各四分）　远志　牛膝（各六分）　栝蒌根（三分）　苁肉　桂心　苁蓉　山药　川椒　石苇　白术（各三分）

上二十二味，为末，蜜丸如梧子，酒服十五丸，日再，渐加至五十丸。十五日身体轻，三十日聪明，五十日康健复壮。

——《备急千金要方·肾脏·补肾第八》

【注】此节虽多述阳事不起和小便不利，实因男子尿窍精窍密不可分，相互影响，亦符合现代临床。

【原文】治男子肾脏虚损，腰脚弱，气不足，体烦倦，面色黑，小便数，鹿茸丸方。

鹿茸（一对，酒浸去毛，炙）　肉苁蓉（酒浸一宿，去皱皮，焙）　附子（炮裂，去皮脐）　牛膝（酒浸一宿，焙）　天雄（炮裂，去皮脐）　五味子　巴戟天（去心）　葫芦巴　山芋　菟丝子（酒浸，别捣）　熟干地黄（焙）　桂（去皮）　桑螵蛸（炙）　楮实　木香　肉豆蔻（去壳）　红豆　蜀椒（去目并闭口者，炒出汗）　没药　沉香　人参　白茯苓（去黑皮）　羌活（去芦头）　白蒺藜（炒去角。各一两）

上二十四味，捣罗为末，炼蜜和丸，如梧桐子大，每服二十丸，温酒下，空心午前临卧各一服。

——《圣济总录·卷第五十一·肾脏门》

【注】肾脏虚损为五脏虚损之一。《慎斋遗书·虚损》云："或以下而损上，如因情欲抑郁所致，则精伤而损肾，肾损则木枯而生火。"肾失濡养，肾

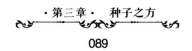

精亏耗,骨髓不充,故见腰膝酸痛,腿脚无力,头晕气短,身体疲乏,肾阴耗伤,虚火上炎,则心烦失眠;肾虚膀胱失约则小便频数;黑色为肾脏主色,所以肾脏虚损常表现为面色黧黑。

长期的肾脏虚损还会导致肾精亏虚,从而引起精薄、精冷而导致男子不育的发生。《古本难经阐注》云:"骨属肾,精亏则髓枯骨痿,必益其精而髓自充。"所以治疗多以补肾填精为主,临床多用鹿茸丸。

【原文】治虚劳,肾气乏弱失精,腰脚无力,小便数,鹿茸丸方。

鹿茸(去毛,酥炙)　补骨脂(微炒。各二两)　牛膝(酒浸,切焙)　杜仲(去粗皮,炙剉)　菟丝子(酒浸一宿,别捣末)　山芋　桂(去粗皮)　黄芪(剉)　桑螵蛸(微炒)　附子(炮裂,去皮脐)　熟干地黄(焙,各一两)　牡蛎粉　泽泻　防风(去叉)　干姜(炮)　龙骨(研。各三分)　肉苁蓉(酒浸,去皴皮,切焙)　远志(去心。各一两)

上一十八味,捣罗为末,炼蜜和丸,如梧桐子大,每服空心温酒下二十丸。

——《圣济总录·卷第九十一·虚劳失精》

【注】虚劳是由于禀赋薄弱、后天失养及外感内伤等多种原因引起的,以脏腑功能衰退,气血阴阳亏损,日久不复为主要病机,以五脏虚证为主要临床表现的多种慢性虚弱证候的总称。虚劳引起的肾气虚,是指由于肾气亏虚,肾精损伤过多导致生殖功能下降,摄纳无权等为临床表现的证候。临床既有肾虚证症状,又见气虚证表现。主要症状为气短自汗、倦怠无力、面色㿠白、滑精、早泄、阳痿不育、尿后滴沥不尽、小便次数多而清、腰膝酸软、听力减退、四肢不温、脉细弱等,治以补肾为主,可以用鹿茸丸治疗。

鹿茸为梅花鹿或马鹿的雄鹿未骨化而带茸毛的幼角,自古即为滋补名品,可单独服用,也多用于中药复方或中成药。廖元和堂生产的生精胶囊即以鹿茸等药为主,具有补肾益精、滋阴壮阳的作用,可用于肾阳不足所致腰膝酸软，头晕耳鸣，神疲乏力，男子无精、少精、弱精、精液不液化等症。

在传统中医学中，肾脏属于五脏之一。肾气盈亏除了反应肾脏及其相关的组织健康与否，也代表生命力及生殖力是旺是弱。肾虚疾病表现中所谓的肾虚、肾亏，涵盖了肾脏及肾经的气血循环，或功能与肾相关的器官组织，如相关泌尿、生殖、内分泌等系统的问题，部分概念与现代医学解剖学上所称的肾脏有所不同。

【原文】治劳伤思虑，阴阳气虚，益精，止白淫，内补鹿茸丸方。

鹿茸（燎去毛，酥炙，二两）　菟丝子（净淘，酒浸一宿，别捣）　白茯苓（去黑皮）　肉苁蓉（酒浸，研）　紫菀（去苗、土）　蛇床子（酒浸，焙）　黄芪（剉）　桑螵蛸（炒）　阳起石（煅，研）　蒺藜子（炒，去角）　附子（炮裂，去皮脐）　桂（去粗皮。各一两）

上一十二味，捣研为末，炼蜜和丸，如梧桐子大，每服三十丸，空心温酒下。

——《圣济总录·卷第九十二·白淫》

【注】房事劳伤是性生活过度，原因有房事过度频繁、体力不支时强力行房、思欲太过而手淫失度，导致严重肾精亏虚，元气耗伤，肾阴阳两虚，气虚，表现为怕冷怕热、易出汗、全身骨骼疼痛、牙齿松动、头发脱落。需要补益精气，尽量戒除淫心杂念，才能达到治疗白淫的目的，可以用内补鹿茸丸进行治疗。

【原文】治肾脏虚损，精气衰竭，阳道痿弱，腰膝无力，五心烦热，肉苁蓉散方。

肉苁蓉（汤浸，去皱皮，切焙）　钟乳粉　鹿茸（去毛酥炙。各二两）　菟丝子（酒浸三宿，别捣，一两半）　蛇床子　远志（去心）　续断　天雄（炮裂，去皮脐）　石龙芮（各一两）

第三章 种子之方

上九味,除钟乳粉外,捣罗为细末。入钟乳粉合研匀。空心食前、温酒调下二钱匕。

——《圣济总录·卷第五十一·肾脏门·肾虚》

【注】人身"三宝"——精、气、神,是养生的关键。精为生命活动的基础,四肢、九窍和内脏的活动以及人的精神思维意识活动,均以精气为源泉与动力。精化气,气生神,神御形。精是气、神、形的基础,亦是健康和长寿的根本。精贵充盈固秘,而难成易亏,故保精存精为寿命之本。

如果肾脏虚损,命门火衰,精气虚冷,会导致男子阳痿不起,多致此证而发阳道痿弱。同时肾精气不足,不能濡养腰膝而致腰膝无力;精气缺乏,还会引起虚火内生,导致五心烦热。临床常用肉苁蓉散进行治疗。

【原文】治肾脏虚冷,腹胁疼痛胀满,非时足冷阴痿,行步无力,五味子丸方。

五味子　续断　牛膝（酒浸,切焙）　杜仲（去粗皮,炙剉）　附子（炮裂,去皮脐）　桂（去粗皮）　香子（炒）　白茯苓（去黑皮）　芎藭　山芋　当归（切,焙）　槟榔（剉）　吴茱萸（汤洗,焙,炒）　细辛（去苗,叶）　青橘皮（汤浸去白,焙。各一两）

捣罗为末,酒煮面糊,丸如梧桐子大,每服二十至三十丸,空心盐汤下。

——《圣济总录·卷第五十二·肾脏虚冷气攻腹胁疼痛胀满》

【注】肾阳虚衰日久,脾脏失于温煦,致脾肾阳虚。脾肾阳虚会引起脐腹痛,脐周隐隐作痛,喜温喜按,迁延日久,遇劳加重;面色萎黄,食欲不振,畏寒肢冷,尤以下肢腿脚为甚,行路无力;不定时发生阳痿、早泄、遗精等性功能的问题;舌质淡、苔薄白,脉濡缓。

【原文】治肾脏虚损,精气衰竭,阳道痿弱,腰膝无力,五味子丸方。

五味子　菟丝子（酒浸,别捣）　鹿茸（去毛,酥炙）　巴戟天（去

心）　肉苁蓉（酒浸去皱皮，切焙）

上六味，捣罗为末，炼蜜和丸，如梧桐子大，每服二十丸，温酒或盐汤下，空心服。

——《圣济总录·卷第五十二·肾脏虚损阳气痿弱》

【注】肾所藏之精，是机体生命活动之本。肾精的主要功能是主人体的生长繁殖，是生命活动的基础物质。肾精能调节脏腑之精，供其活动需要；能生髓、养骨、补脑，并参与血液的生成，提高机体的能力。

肾精亏虚又有肾精不足、肾精气亏虚、肾精亏损之别，发生于小儿则生长发育迟缓，发生于成人则生殖机能减退，出现阳痿、早泄、遗精、耳鸣、发脱、牙齿松动、健忘等常见症状。肾精亏虚多数是由于老年体衰，肾的精气亏损，或先天禀赋不足，或因久病耗损、后天失养所致，导致早衰、性功能减退，而见滑泄、阳痿等。肾精亏虚通常表现为眩晕耳鸣，腰膝酸软，性功能减退，男子精少不育，女子"天癸"早竭，过早衰老，神疲健忘，舌淡苔少，脉沉细等。治疗可滋阴补气，填精益髓，用五味子丸。

【原文】治肾脏虚惫，阳气亏乏，真元失禁，精自流出，五味子丸方。

五味子　龙骨　牡蛎（火煅）　牛膝（酒浸，切焙）　桂（去粗皮）山茱萸　草薢　白茯苓（去黑皮）　巴戟天（去心）　山芋　续断　石斛（去根，剉）　附子（炮裂，去皮脐。各半两）　吴茱萸（汤洗，焙干炒，一分）

上一十四味，捣罗为末，炼蜜和丸，如梧桐子大，空心日午夜卧盐汤下四十九。

——《圣济总录·卷第五十一·肾脏门·肾虚》

【注】滑精是遗精比较严重的表现，这是由于长期纵欲或长期手淫，初则肾阴虚，进而肾阴损伤，久则损及肾阳，导致阴阳两虚，从而出现清醒状态

下无梦而遗的滑精现象，导致肾阳亏虚，真元不固。

【原文】治肾劳囊湿生疮，阴痿失精，小便频数，菟丝子丸方。

菟丝子（酒浸，别捣）　牡蒙　柏子仁（微炒，别研）　蛇床子（炒）肉苁蓉（酒浸，切，焙。各一两）

上五味，捣罗为末，炼蜜丸如梧桐子大，每服二十九，空腹温酒下，日午再服。

——《圣济总录·卷第八十六·虚劳门·肾劳》

【注】肾劳属于五劳之一，由于房劳过度损伤肾气所致。所谓房劳过度，即是指性生活不节制，以致肾精过度耗泄，肾中精气亏虚。主要症状有阳痿，遗精，滑精，不孕不育，盗汗，尿频，阴囊潮湿，寒冷生疮，腰痛，下肢痿弱，不能久立等。

【原文】治肾脏虚损，阳气痿弱，少腹拘急，四肢酸疼，面色黧黑，唇口干燥，目暗耳鸣，气短力乏，精神倦怠，小便滑数，菟丝子丸方。

菟丝子（酒浸透，别捣）　桂（去粗皮）　鹿茸（去毛，酥炙）　附子（炮裂，去皮脐）　泽泻　石龙芮（去土。以上各一两）　肉苁蓉（酒浸，切，焙）　杜仲（去粗皮，剉，炒）　白茯苓（去皮）　熟干地黄（酒浸一宿）　巴戟（去心）　荜澄茄　沉香（剉）　麝香（炒）　石斛（去苗）　牛膝（酒浸一宿）　续断（各三分）　桑螵蛸（酒浸炒）　芎藭　覆盆子（去枝叶并萼）　五味子（各半两）

上二十一味，捣为细末，以酒煮糊为丸，如梧桐子大，每服二十九，温酒或盐汤下，空心服。如脚膝无力，木瓜汤下，晚食前再服。

——《圣济总录·卷第五十二·肾脏虚损阳气痿弱》

【注】本条属于肾阴阳两虚。肾阳虚为"寒"，主要表现为腰膝部位酸痛或疼痛寒冷，畏寒，四肢冰冷，精神萎靡，小便不顺畅或失禁，男子性功能

下降，更可有阳痿早泄，不孕不育。而肾阴虚为"热"，主要表现为肺热，腰膝部位酸软，头晕或耳鸣，听力下降，口干咽燥，烦热，手足掌心发热，晚上出汗，大便干结，男子遗精等。脉搏细弱无力或细弱快速，舌苔偏红等。

肾阳虚若未得到及时有效的调治，不断发展，日久肾阴无以化生，以致肾阴阳俱虚，并使肾中精气也遭耗损，称之为肾阴阳两虚之证。在肾阳虚证为主的同时，也见腰膝酸软、潮热、心烦不安等肾阴虚证的临床现象，出现上述症状可以考虑用菟丝子丸进行治疗。

【原文】治肾脏虚冷，阳气萎弱，呕逆多唾，体瘦精神不爽，不思饮食，腰脚沉重，脐腹急痛，小便频数，菟丝子丸方。

菟丝子（酒浸，别捣）　草薢（各半两）　补骨脂（炒）　防风（去叉）
硫黄（各一分）　续断　巴戟天（去心。各一两）　细辛（去苗叶）
蜀椒（去目并闭口，炒出汗。各五钱）

上九味，捣罗为末，炼蜜和丸，如梧桐子大，空心盐汤下三十丸。

——《圣济总录·卷第五十一·肾脏门·肾寒》

【注】本条是脾肾阳虚引起的。一般多由于体质虚弱而感受寒邪较重，或久病耗损脾肾之阳气，或久泻不止，损伤脾肾之阳，或其他脏腑的亏虚，累及脾肾两脏等引起。肾阳虚多表现为阳气虚弱，阳痿早泄，不孕不育；脾虚阳气不足，还会导致脾胃功能失调，出现恶心呕逆，不思饮食，脐腹部疼痛，或腹泻，或便秘等症。

肾阳为脏腑阳气的根本，脾阳根于肾阳，具有温煦四末、运化水谷之职。肾阳虚不能温助脾阳，或脾阳虚累及肾阳，均可致脾肾阳虚，则会出现下利清谷，五更泄泻，或肢冷畏寒，腹部冷痛，面色苍白，小便频数等，可以用菟丝子丸治之。

【原文】肾虚者，背脊、腰膝厥逆而痛，耳鸣精滑，小便频数，宜八味地

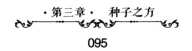

黄丸去附子，加鹿茸、五味子、山药，以生其精。若腰背、肩胛、头痛，不任房事，十全大补汤。腰胯、腿膝无力，牛膝丸。脚酸软，下元虚冷，八味地黄丸。脚弱胫酸，无比山药丸。肾冷精虚，阳事不举，还少丹、离珠丹、金锁正元丹、三才封髓丹选用。梦遗白浊，巴戟丸。小便如泔，寒精自出，小菟丝子丸。小便频而遗，十全大补汤加益智。

——《赤水玄珠·第十卷·虚怯、虚损、痨瘵门》

【注】本条所述八味地黄丸、十全大补汤、还少丹等经典方剂，临床广泛用于治疗各种证型男性不育症。

【原文】治肾脏久虚，体热疼倦，遗精，形瘦色昏，脐腹疼痛，耳常闻钟磬风雨声，补肾磁石丸方。

磁石（火煅，酒淬五遍） 鹿茸（去毛，酥炙。各一两） 五味子 枳实（去瓤，麸炒。各半两） 楮实（炒，一两半） 附子（炮裂，去皮脐） 牡蛎（煅） 肉苁蓉（酒浸，去皱皮，切焙） 山芋 巴戟天（去心。各三分）

上一十味，捣罗为末，炼蜜和丸，如梧桐子大，空腹浸牛膝酒下二十九，渐加三十九。

——《圣济总录·卷第五十一·肾脏门·肾虚》

【注】本条主要治疗肾阴虚，肾精不足之肾脏阴液不足之证，又称肾水不足或真阴不足。是由于肾阴亏损，失于滋养，虚热内生所表现的证候，中医临床称为肾阴虚证。多由久病耗伤，或禀赋不足，或房劳过度，或过服温燥劫阴之品所致。肾阴以肾中精气为物质基础，对各脏腑组织起着滋养和濡润的作用，与肾阳相互为用，共为人体生命活动之本。肾阴充足，则全身之阴皆充盈；肾阴衰，则全身之阴皆衰。

若肾阴不足，则津液分泌减少，表现为阴虚内热及阴虚阳亢之象，证见腰膝酸痛、头晕耳鸣、失眠多梦、五心烦热、潮热盗汗、遗精早泄、不孕不育、咽干颧红、腹脐疼痛、舌红少津无苔、脉细数等，治宜滋阴降火，可用补肾磁石丸。

【原文】治肾虚寒阴痿，腰脊痛，身重缓弱，言语浑浊，阳气顿绝，干地黄散方。

生干地黄（一斤，焙）　肉苁蓉（酒浸，切焙）　白术　巴戟天（去心）　麦门冬（去心，焙）　白茯苓（去黑皮）　甘草（炙，剉）　牛膝（酒浸，切焙）　五味子　杜仲（去皮，炙。各八两）　车前子　干姜（炮。各五两）

上一十二味，捣罗为散，每服二钱匕，温酒调下，日进三服。

——《圣济总录·卷第五十一·肾脏门》

【注】本条主要讲述肾阳虚。肾阳虚表现在性功能方面会有男子性欲降低，阳痿或举而不坚，遗精，滑精、早泄，显微镜检查可见精子减少或精子活动力减低，造成男性不育；女子子宫发育不良，如幼稚子宫、卵巢早衰闭经、月经不调，性欲减退而发为不孕等；骨骼与关节沉重疼痛，腰膝酸软，不耐疲劳，乏力，视力减退，健忘失眠，食欲不振，头发脱落或须发早白，牙齿松动易落等，容颜早衰，出现眼袋、黑眼圈，肤色晦暗无光泽，肤质粗糙，严重的还会出现亡阳等阳气欲绝的严重情况。

【原文】治肾脏虚冷遗泄，韭子散方。

韭子（醋煮炒香，二两）　附子（炮裂，去皮脐）　桑螵蛸（剉炒）泽泻（各三分）　蜀椒（去目及合口者，炒出汗。各三分）　赤石脂（研）龙骨（椎碎。各一两）　甘草（炙，剉，一分）

上八味，捣罗为散，每服三钱匕，空心温酒调下，日再服。

——《圣济总录·卷第五十一·肾脏门》

第三章 种子之方

【注】"肾脏虚冷"指肾阳虚，以肾脏的阳气不足为主，常常表现为一派虚寒的证候，如畏寒肢冷、食欲不振，男子阳痿、遗精、滑精、早泄、不育，女子宫寒、痛经、不孕，等等。在非性交的情况下精液自泄，称之为遗精，又名遗泄、失精。在梦境中之遗精，称梦遗；清醒状态下的遗精称为滑精。可以用韭子散治之。

目前认为遗精原因有内裤过紧，包皮过长，包皮龟头炎，尿道、前列腺、精囊等炎症刺激，缺乏性知识、视听刺激亦可引起阴茎勃起并射精。成人未婚或婚后久别，每月出现1～2次遗精，遗精后并无不适，这是正常生理现象，不必过于担心。只要养成良好的卫生习惯，把精力集中在工作和学习上，参加健康娱乐活动，做好身体锻炼，注意劳逸结合，早睡早起，不胡思乱想，不穿紧身裤或尼龙内裤，即使有遗精情况，慢慢也会好转。

【原文】治肾脏虚冷，腰胯膀胱间，忽冷如人吹，及手足膝盖冷如冰。或茎中痛，小便无节，宜服苁蓉独活散方。

肉苁蓉（酒浸，去皴皮，切焙，二两） 独活（去芦头） 附子（炮裂，去皮脐） 蜀椒（去目并闭口者，炒出汗。各一两半） 泽泻 黄芪（细锉。各二两） 五味子 蒺藜（炒去角） 防风（去叉） 杏仁（汤浸，去皮尖。双仁炒黄） 木香 干姜（炮） 牡蛎（熬） 赤石脂 黄芩（去黑心） 甘草（炙，剉） 桂（去粗皮） 桃仁（汤浸，去皮尖。双仁炒黄） 细辛（去苗叶） 续断（各一两）

上二十味，捣罗为细散，每服三钱匕，空心酒调下，日再服。

——《圣济总录·卷第五十一·肾脏门》

【注】本证多由肾阳不足，失于温煦引起，多表现为腰胯会阴部位常感觉非常寒冷，四肢不温，尤其膝盖以下至足部更为明显。阳虚还会引起气血失常而致精薄、精冷之症，导致不育的发生，而且会出现阴茎冷痛、小便频数。

苁蓉独活散立法辛热散寒，温补肾阳。方中用附子、桂枝、干姜、蜀椒、细辛、木香等峻补下焦元阳，逐在里之寒湿，益火消阴；肉苁蓉、蒺藜、续断等补肝肾，填精髓，壮筋骨，调血脉；五味子益气补虚，滋肾生津；黄芪、甘草补中益气，补五脏诸虚；泽泻泻肾经虚火，除膀胱之湿热；桃仁、杏仁润燥通便；黄芩上行泻肺火，下行泻膀胱之火，除湿热；牡蛎、赤石脂收敛固脱，养心益精。全方有补有泻，寒热糅济，补而不滞。

【原文】治丈夫阳气不足，肾虚精乏，不能施化，庆云散方。

菟丝子（酒浸，别捣，五两） 天门冬（去心焙，九两） 桑寄生 天雄（炮裂，去皮脐。各一两） 石斛（去根） 白术（剉炒。各三两） 紫石英（研，二两） 覆盆子（十两） 五味子（七两）

上九味，捣研为散，每服三钱匕，温酒调下，食前服。气寒者，去寄生，用细辛去苗叶四两。

——《圣济总录·卷第五十一·肾脏门》

【注】男子肾中阳气不足，主要表现为腰痛脚软，身半以下常有冷感，尤其是阴囊阴茎部寒冷明显，伴有小腹部拘急，小便不顺畅，或小便多，夜尿频繁，性欲减退，阳痿早泄，精冷、精薄、少精甚至无精，最终引起男性不育。舌脉主要表现为舌淡、苔白，脉沉细无力，尺脉尤甚等。

《千金方衍义》曰："庆云者，庆云龙之征兆。紫石英专温荣血，天雄峻暖精气，佐以覆盆、五味、菟丝温补下元，寄生主治腰痛，天冬能强肾气，石斛强阴益精，白术固津气而利腰脐间血；恐英、雄二味之性过烈，乃以天冬、石斛、寄生濡之，覆盆、五味、菟丝辅之，白术培土以发育万物；扶阳施化之功尽矣。若素不耐寒，则去寄生而加细辛，以鼓生阳之气；阳本不衰，当退石斛而进槟榔，以祛浊湿之垢，其法之可重端在乎此。"

【原文】治肾脏久虚，心腹冷痛，饮食无味，腰膝酸疼，烦倦少力，时多梦泄，耳内虚鸣，巴戟天丸方。

第三章 种子之方

巴戟天（去心）　补骨脂（炒）　香子（舶上者，炒）　木香（各半两）　桂（去粗皮）　附子

上六味，捣罗为末，用酒煮面糊为丸，如梧桐子大，每服二十丸，空心，食前盐汤或盐酒任下。

——《圣济总录·卷第五十二·肾脏积冷气攻心腹疼痛》

【注】肾虚之所以会导致心痛是因为肾为先天之本，内藏真阴和元阳，肾阳虚，阴寒上逆阻塞心脉所致。肾阳不足，肾气匮乏，导致血行不畅，气滞血瘀，出现所谓的不通则痛，会出现腹痛、腹泻和腰酸的情况。腰为肾府，肾虚经脉失养，出现腰酸，但是肾阳虚引起的腰酸同时还伴有局部发凉的症状。肾阳不足，不能温煦脾土，导致脾肾阳虚，所以就会出现腹泻、消化不良、饮食无味的情况。

除此之外，肾气虚、肾阳虚还会出现精关不固，导致遗精，甚至精滑不禁，精液异常等引发男性不育的一些异常症状。肾开窍于耳，肾虚时耳窍失养会出现。肾虚性耳鸣发作时，患者不单会觉得耳部不适，同时还会出现精力不足、记忆力减退、注意力难以集中，从而引发工作效率低下，甚至还会使患者出现易暴躁、易怒等情绪。出现上述症状，可以考虑用巴戟天丸进行治疗。

【原文】治肾脏虚损，阳气痿弱，肢体无力，志意不爽，小便滑数，助阳丸方。

鹿茸（去毛，酥炙）　菟丝子（酒浸，别捣）　原蚕蛾（炒）　钟乳粉　附子（炮裂，去皮脐）　肉苁蓉（酒浸，去皱皮，切焙）　黄芪（剉炒）　人参（各一两）

上八味，捣罗为末，炼蜜和丸，如梧桐子大，每服二十丸，温酒或盐汤下，空心服。

——《圣济总录·卷第五十二·肾脏虚损阳气痿弱》

【注】肾脏虚损，阳气虚弱，一般会有以下症状：腰膝酸软而痛是因为肾阳虚衰不能温养腰府及骨骼而致；男子阳痿早泄、女子宫寒不孕是由于肾阳不足，命门火衰，生殖功能减退所致；久泻不止、完谷不化、五更泄泻起因于命门火衰，火不生土，脾失健运；小便频数、清长、夜尿多则由肾司二便，肾阳不足，膀胱气化障碍引起；浮肿，腰以下为甚，源自水液内停，溢于肌肤；面色黧黑无泽由肾阳极虚，浊阴弥漫肌肤引起；畏寒肢冷，下肢为甚，则因为阳虚不能温煦肌肤所致；精神萎靡是由阳气不足，心神无力振奋所致；面色白、头目眩晕是由于气血运行无力，不能上荣清窍所致；舌淡胖、苔白，脉沉弱而迟均为阳虚之征。

【原文】治肾脏虚损，阳气痿弱，脐腹疼痛，夜多便溺，脚膝缓弱，面色黧黑，八味丸方。

熟干地黄（焙，八两）　山芋　山茱萸（各四两）　泽泻　牡丹皮　白茯苓（去黑皮。各三两）　附子（炮裂，去皮脐）　桂（去粗皮。各二两）

上八味，捣罗为末，炼蜜和丸，如梧桐子大，每服二十丸，至三十丸，温酒下，空心服。

——《圣济总录·卷第五十二·肾脏虚损阳气痿弱》

【注】八味丸具有温补肾阳、化气行水的功效，可治疗虚劳、水肿、喘证、不育等病证。

八味丸可治疗肾阳不足引起的虚劳，缓解畏寒肢冷、腰膝痿软、少气懒言、疲乏无力、尿频、夜尿次数多等症。八味丸可治疗肾阳不足，气化不利造成的水肿，缓解颜面部、下肢浮肿，改善心悸气短、怕冷、倦怠乏力、腰部酸胀不适、小便不畅等症状。慢性肾炎患者出现以上症状时，也可服用八味丸。八味丸亦可治疗肾阳不足，摄纳无权引起的喘证，缓解反复喘闷、气短息促、咳嗽时轻时重、面色青紫、肢冷不温等症状。慢性气管炎患者出现以上症状时，也可服用八味丸。

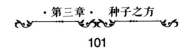

【原文】治肾脏久虚，体瘦骨痿，腰脚酸痛，脐腹冷痛，饮食无味，行坐少力，夜多梦泄，耳内蝉鸣，巴戟天丸方。

巴戟天（去心）　补骨脂（炒）　香子（炒。各半两）　附子（去皮脐，锉，盐炒，一两）

上四味，捣罗为末，用酒熬一半成膏，留一半拌和丸，如梧桐子大，每服二十丸，空心食前盐汤下。

——《圣济总录·卷第五十二·肾脏虚损骨痿羸瘦》

【注】长期肾虚会导致身体各器官机能明显下降，降低生活质量，导致身体瘦削、骨骼痿软、腰酸膝软、腿脚无力、脐腹冷痛、耳鸣、耳聋、头晕、多梦等。另外也会出现性功能下降的症状，包括男性出现阳痿、早泄、遗精等，以致不育。临床对于肾虚应该尽早调治，而且应该长时间治疗，才能收到较好的疗效。

【原文】治肾脏虚损，肌体羸瘦，骨痿无力，腰脚酸痛，小便浓浊，熟干地黄丸方。

熟干地黄（焙，二两）　山茱萸　山芋　白茯苓（去黑皮）　石斛（去根）　桂（去粗皮）　附子（炮裂，去皮脐）　牛膝（去苗，酒浸，焙）　巴戟天（去心）　五味子（炒）　泽泻　黄芪（剉）　天门冬（去心，焙）　柏子仁（别研为膏）　鹿角胶（炒）　菟丝子（酒浸，别捣为末。各一两）　肉苁蓉（酒浸，切焙，二两）

上一十七味，捣研为末，炼蜜为丸，如梧桐子大，每服三十丸，温酒下。

——《圣济总录·卷第五十二·肾脏虚损骨痿羸瘦》

【注】"骨痿"属痿证之一，证见腰背酸软、难于直立、下肢痿弱无力、面色暗黑、牙齿干枯、小便浑浊等。"骨痿"是由于肝肾亏虚导致骨枯而髓空，髓空不能养骨，出现肢体软弱无力之症，加之脾胃虚弱，运化乏力，先

天之精无以充养，势必加重精亏髓空而百骸痿废；同时血虚致血不化精，骨骼精虚，不能灌注，或血瘀阻碍气机，症见肢体软弱无力甚至疼痛，最终髓空不养骨而导致骨痿发生。

【原文】治肾劳虚损，梦寐惊悸，少腹拘急，面色黧黑，小便白浊，腰脊疼痛，远志丸方。

远志（去心）　桂（去粗皮）　杜仲（去粗皮，炙）　枳壳（去瓤，麸炒）　白茯苓（去黑皮。各半两）　熟干地黄（焙）　菟丝子（酒浸一宿，别捣。各一两）

上七味，除菟丝子外，捣罗为末、和匀、炼蜜和丸，如梧桐子大，每服三十丸，空腹温酒下。

——《圣济总录·卷第八十六·虚劳门·肾劳》

【注】肾脏虚损常可引起肾精亏虚，也可称肾精不足、肾精虚损等，主要以肾脏功能受损等一系列症状表现为主。

中医认为肾乃先天之本，主骨生髓，主生长发育，是机体生命活动的根本，是人一生中最为根本的存在。但是由于先天原因或者不良生活习惯，或者随着年龄的增长，肾精渐渐亏损、减少，从而引发一系列症状。新生儿肾精不足主要表现为生长发育迟缓以及抵抗力下降；成年人肾精亏虚主要表现为腰膝酸软、头晕耳鸣、脱发、少白发、性功能障碍、不孕不育、易疲乏、记忆力下降、夜尿增多；老年人则主要表现为健忘、骨质疏松、腰酸耳鸣、老年痴呆等等。出现上述症状，可以用远志丸进行治疗。

【原文】治肾劳心忪乏力，夜多梦泄，肌瘦发热，口内生疮，脐腹冷痛，肉苁蓉丸方。

肉苁蓉（酒浸，切焙，一两）　巴戟天（去心）　石斛（去根。各半两）　牛膝（酒浸，切焙）　附子（炮裂，去皮脐）　羌活（去芦头。各一两）

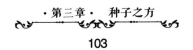

桔梗（炒）　远志（长心）　萆薢　独活（去芦头）　枳志（去瓤，麸炒）　黄芪（剉，各半两）　熟干地黄（焙）　当归（切，焙。各一两）　海桐皮（剉，一分）

上一十五味，捣罗为末，炼蜜和丸，如梧桐子大，每服二十丸，米饮或温酒下。

——《圣济总录·卷第八十六·虚劳门·肾劳》

【注】中医认为如果存在心肾亏虚，那么患者可能会表现为神疲乏力、失眠多梦、潮热多汗、口舌生疮、精神倦怠、腰膝酸软，经常发生梦寐遗精。一般来说主要是肾阴亏虚，不能上济心火引起的，可用肉苁蓉丸治疗。

【原文】治虚劳肾气不足，膝胫痛，阳气衰弱，小便数，阴囊冷湿，尿有余沥，精自出，阴痿不起，悲恚消渴，补肾丸方。

麦门冬（去心，焙）　远志（去心）　干姜（炮）　防风（去叉）　乌喙（炮裂，去皮脐）　枸杞根　牛膝（去苗，酒浸，切，焙）　葳蕤　肉苁蓉（酒洗，切，焙）　棘刺　菟丝子（酒浸一宿，别捣）　桂（去粗皮）　厚朴（去粗皮，生姜汁炙）　防葵　石龙芮　萆薢　山芋（等分）

上一十七味，捣罗为末，炼蜜和鸡子白为丸，如梧桐子大，每服十丸，食前温酒下，加至二十丸，日三。

——《圣济总录·卷第八十六·虚劳门·肾劳》

【注】肾阳虚所致虚劳指肾阳亏虚，机体失却温煦，以腰背酸痛，膝胫冷痛，性欲衰减，遗精，滑精，阳痿，早泄，不孕不育，畏寒肢冷，腰以下为甚，阴囊潮湿阴冷，面色黧黑，神疲乏力，小便清长，淋沥不尽，夜尿频多，妇女白带清稀，舌淡、苔白，脉弱等为常见症的虚劳证候。

【原文】治虚劳伤损，小便失精及梦泄，韭子散方。

韭子（炒）　麦门冬（去心，焙）　菟丝子（酒浸一宿，别捣。各一

两） 车前子（一合） 芎䓖 白龙骨

上六味，捣罗为散，每服二钱匕，温酒调下，日二服，不知稍稍加之，甚者夜加一服。

——《圣济总录·卷第九十一·虚劳失精》

【注】虚劳尿精在古籍中早有记载，如《诸病源候论·虚劳病诸候·虚劳尿精候》中说："肾藏精，其气通于阴，劳伤肾虚，不能藏于精，故因小便而精液出也。"《诸病源候论·虚劳病诸候·虚劳小便白浊候》中说："胞冷肾损，故小便白而浊也。"现代中医学将其称之为"精浊"。同时肾虚精关不固还会引起梦寐遗精，无梦而遗，甚至清醒滑精，从而出现精少、精冷、精薄，从而出现不育。

【原文】治虚劳喜梦失精，桂枝牡蛎汤方。

桂（去粗皮） 牡蛎（烧） 芍药 龙骨 甘草（炙。各三分）

上五味，粗捣筛，每服三钱匕，水一盏，入生姜半分，拍碎，枣二枚，劈，煎至七分，去滓空心温服，日晚再服。

——《圣济总录·卷第九十一·虚劳失精》

【注】本证由于病人久患遗精，阴精耗损太甚，肾阴亏虚，阴损及阳，阴阳两虚，阳气虚弱，失于固摄。主要表现为经常梦遗、滑精或梦交，兼有头昏、目眩、发落、少腹弦急不舒、外阴寒冷。治疗以调补阴阳、固精止遗为法，方用桂枝牡蛎汤，即桂枝汤加龙骨、牡蛎。桂枝汤调和阴阳；龙骨、牡蛎潜镇固涩，宁心安神，交通心肾。

【原文】治虚劳失精，便溺白浊，形体枯瘦，腰脚疼重，人参汤方。

人参 芍药 桂（去粗皮。各三分） 黄芪（剉） 甘草（剉，炙） 白茯苓（去黑皮） 白龙骨 牡蛎煅，各半两 半夏（汤洗去滑，焙干，二两） 泽泻 酸枣仁（各一分）

第三章 种子之方

上十一味,粗捣筛,每服三钱匕,水一盏,入生姜半分,拍碎,煎至七分,去滓空腹温服。

——《圣济总录·卷第九十一·虚劳失精》

【注】肾虚不固或由先天不足,禀赋素亏;或青年早婚,房室过度;或少年无知,频犯手淫而致。若致肾气虚或肾阳虚,则下元虚惫,精关不固,而致滑精。若肾阴亏虚,则阴虚而火旺,相火偏盛,扰动精室,精液自出,发为遗精。本病的发病多由房室不节、先天不足、用心过度、思欲不遂、饮食不节、湿热侵袭等所致。遗精的病位主要在肾和心,病机主要是君相火旺,扰动精室或肾精亏虚,精关不固。

【原文】治虚劳元气虚弱,精滑不禁,腰脊疼痛,白龙骨丸方。

白龙骨(一两) 韭子(炒,半两) 补骨脂(炒) 肉苁蓉(酒浸,切,焙。各一两) 菟丝子(酒浸)

上五味,捣罗为末,酒煮面糊,丸如梧桐子大,每服二十丸,至三十丸,空心食前温酒下。

——《圣济总录·卷第九十一·虚劳失精》

【注】由于久病、重病、劳累过度等,使元气耗伤太过;或先天不足,后天失养,致使元气生成匮乏;或年老体弱,脏腑机能减退,而使元气自衰,均可导致元气虚弱。由于元气不足,脏腑机能衰竭,故临床可以出现气短、声低、懒言、腰痛膝软、神疲乏力、头晕目眩、自汗、血行无力等症。元气亏虚,其他脏腑机能减退,也可出现心气虚、肺气虚、脾气虚、肾气虚、胃气虚、肝胆气虚等。

【原文】治虚劳肾脏衰惫,梦寐失精,补骨脂散方。

补骨脂(炒,一两) 茴香子(舶上者,炒,三分)

上二味,捣罗为散,每服二钱匕,温酒或盐汤调下,空心食前服。兼治肾虚腰疼。

——《圣济总录·卷第九十一·虚劳失精》

【注】梦遗属于遗精的范畴。遗精是指因肾虚精关不固，或君相火旺，或湿热下注等，扰动精室，导致不因性生活而精液自行遗泄的病证。有梦而遗者称为梦遗。本病由肾气不能固摄而引起。肾气不固多与情志失调、饮食不节、劳心太过、房劳过度等因素有关。本病的病机主要是心肾不宁，精关不固。就脏腑而言，与心、肝、脾亦有关系，但主要责之于心、肾二脏。

【原文】治阳气虚损，下元冷极，精泄不禁，小便频数，腰脚无力，饮食减少，正阳丸方。

鹿茸（去毛，酥炙，二两）　肉苁蓉（酒浸，切，焙）　石楠（各一两）　五味子　葫芦巴（炒。各三分）　木香（一两半）　石斛（去根）韭子（炒）　牛膝（酒浸，切，焙。各半两）　巴戟天（去心）　附子（炮裂，去皮脐。各一两）　白马茎（涂酥，炙干，二两）

上一十二味，捣罗为末，炼蜜丸如梧桐子大，每服二十丸，食前温酒或盐汤下。

——《圣济总录·卷第九十一·虚劳失精》

【注】阳气虚损，是指机体功能活动减退，温煦功能减退的病理状态。其病机特点多表现为机体阳气不足，阳不制阴，而阴寒内盛。表现为畏寒肢冷，尤以腰以下明显，神疲乏力，面色苍白。肾气虚不能固精出现遗精、滑精不能自止，导致肾精亏虚，从而出现精冷、精薄，导致男子不育；同时肾气虚则小便频数，淋漓不尽，腰酸膝软，腿脚无力；肾阳虚不能温脾阳导致脾虚消化不良，纳差，舌淡脉迟等。阳气不足，一般以脾肾阳虚为主，其中尤以肾阳虚衰最为严重，这是由于肾阳为一身阳气之根本。阳气虚损的原因很多，可以归纳为四点：先天阳气虚弱而损；外感阴寒之邪，阳气受损；年老阳气

衰损；房室过度，损伤肾阳。

【原文】治虚劳失精，补骨髓，去肾邪，金锁丸方。

巴戟天（去心，二两）　龙骨　山茱萸（各一两）　韭子（炒，四两）

上四味，捣罗为末，炼蜜丸如梧桐子大，每服二十丸，至三十丸，空心温酒下。

——《圣济总录·卷第九十一·虚劳失精》

【注】虚劳失精的病机是阴阳两虚，阳虚失其固摄，阴虚不能内守，可见梦遗，滑精，目眩发落，畏寒肢冷，少腹弦急，梦交等症。

【原文】治虚劳元脏衰弱，精气滑泄，或梦中遗沥，固气不二丸方。

干柿（切，焙）　鸡头舌（焙干鸡头，纂上尖也）　金樱子（焙干，状似黄蔷薇子）　莲花蕊（焙干）

上四味，等分，捣罗为末，以乌鸡子汁和丸，如梧桐子大，每服十丸，温酒下。

——《圣济总录·卷第九十一·虚劳失精》

【注】虚劳日久，肾元衰弱，就会引起滑精。滑精是指在有意识的情况下，精液自动流出体外。滑精是属于遗精的一种情况，属于比较严重的遗精。出现滑精，一般是由于肾虚过度劳累，精神萎靡，身体素质太差，频繁受到性刺激的影响或者频繁手淫等所导致。

【原文】治五劳七伤，失精，腰痛少气，面目萎黄，手足痛冷，不思饮食，龙骨散方。

龙骨　人参　远志（去心。各一两一分）　白茯苓（去黑皮）　肉苁蓉（酒浸，切，焙。各一两半）　蛇床子（炒）　桂（去粗皮）　菟丝子（酒浸，捣，焙）　巴戟天（去心）　石斛（去根。各一两）

上一十味，捣罗为散，每服三钱匕，温酒调下，日三服。

——《圣济总录·卷第九十一·虚劳失精》

【注】"五劳"一般有两种说法：一指心、肝、脾、肺、肾等五脏劳损；另指"久视伤血，久卧伤气，久坐伤肉，久立伤骨，久行伤筋"。不论哪种解释，都是因劳逸不当，活动失调而引起的损伤。七伤指男子肾气亏损的七种表现，《备急千金要方》谓"七伤"："一曰阴衰，二曰精清，三曰精少，四曰阴滑，五曰囊下湿，六曰腰胁苦痛，七曰膝厥痛冷不欲行，骨热，远视泪出，口干，腹中鸣，时有热，小便淋沥，茎中痛或精自出。"

除了遗精外，还有腰痛、气短懒言、面部枯萎晦黄无光泽，手足逆冷，不思饮食，纳谷不香，治疗可以考虑用龙骨散。

【原文】治虚劳失精，小腹弦急，隐隐头冷，目痛发落，人参丸方。

人参　菟丝子（酒浸一宿，捣末。各一两半）　桂（去粗皮）　牡蛎粉　山芋　黄柏（去粗皮）　细辛（去苗叶）　附子（炮裂，去皮脐。各二两）　泽泻　苦参　麦门冬（去心，焙）　干姜（炮）　熟干地黄（焙。各三两）

上一十三味，捣罗为末，炼蜜丸如梧桐子大，每服三十丸，暖酒下，空心日午服。

——《圣济总录·卷第九十一·虚劳失精》

【注】失精是指生殖之精和水谷之精大量丢失的病理变化。生殖之精大量施泄，必致肾精和水谷之精的大量损失而出现失精或精脱的病理变化。精闭藏于肾及其他脏腑中而不妄泄，主要依赖肾气封藏作用与肝气疏泄作用的协调平衡。若房劳过度，耗伤肾气，或久病及肾，累及肾气，或过度劳累，伤及肾气，以致肾气虚衰，封藏失职，生殖之精因之过度排泄而成失精或精脱。若素体阳盛，性欲过旺，相火偏亢，内扰精室，肝气疏泄太过，也可致生殖之精排泄过度而成失精或精脱，引起男性不育。同时肝气疏泄太过，横逆腹

中，导致小腹拘急；肝气上逆头部，会引起头部隐隐作痛、眼睛疼痛；肾虚不能上荣头发还会引起发白、发落等。

【原文】治精极虚寒，少腹拘急，耳聋发落，行步不正，梦寐失精，人参丸方。

人参　麦门冬（去心，焙）　赤石脂　远志（去心）　续断（各三分）　韭子（炒，一两）　鹿茸（去毛，酥炙，三分）　茯神（去木）　龙齿（研）　磁石（煅，醋淬）　肉苁蓉（酒浸，切，焙。各一两）　丹参　柏子仁（炒，别研。各半两）　熟干地黄（焙，一两半）

上一十四味，捣罗为末，炼蜜丸如梧桐子大，每日空腹温酒下二十丸。

——《圣济总录·卷第九十二·精极》

【注】肾脏精气衰竭，肾阳虚损，是由身体阳虚所导致的虚寒性病证，常表现为肢体寒冷，面色发白，精神疲乏，小腹部拘急疼痛，夜间排尿增多，小便清长，容易疲劳，腰膝酸软，行步不正，身体发沉，耳鸣耳聋，目眩发落，失眠多梦等症。男子容易阳痿早泄，遗精，而致精冷、精少、精清、精薄，严重者导致不育，可用人参丸进行治疗。

【原文】治精极肾气内伤，梦泄盗汗，小便余沥，阴痿湿痒，少腹强急，黄芪汤方。

黄芪（锉）　人参　赤芍药　桂（去粗皮）　地骨皮　五味子　白茯苓（去黑皮）　防风（去叉）　陈橘皮（汤浸，去白，焙。各半两）　甘草（炙，剉）　磁石（醋淬七遍）　牡蛎粉（各一分）

上一十二味，粗捣筛，每服三钱匕，水一盏，生姜半枣大拍碎，枣二枚，劈破，煎至七分，去滓空腹食前温服，日三。

——《圣济总录·卷第九十二·精极》

【注】本条主要指肾脏阴液不足之证，是肾阴亏损，失于滋养，虚热内生

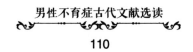

所表现的证候。多因情志内伤；急性热病后；房事过度，耗精伤阴；过服温燥劫阴之品，耗伤阴液；久病伤肾，肾脏阴液耗损；先天禀赋不足，肾脏阴液不足等所致。主要症状有腰膝酸痛，头晕，失眠，五心烦热，潮热盗汗，尿频，尿不尽，阳痿早泄，遗精滑精，阴囊潮湿瘙痒，小腹部拘急疼痛等，可以用黄芪汤进行治疗。

【原文】治下元虚，小便白淫，夜梦遗泄，金锁丸方。

原蚕蛾（炒）　补骨脂（炒）　韭子（炒。各二两）　牛膝（酒浸，切，焙）　肉苁蓉（酒浸，切，焙）　龙骨（研）　山茱萸　桑螵蛸（炒）　菟丝子（酒浸，别捣。各一两）

上九味，捣研为末，炼蜜和丸，如梧桐子大，每服二十丸，空心温酒或盐汤下，加至三十丸。

——《圣济总录·卷第九十二·白淫》

【注】下元虚又称肾阳虚衰，又称肾阳衰微、命门火衰、下元虚惫、真元下虚，即肾阳虚之严重者。临床表现为精神萎靡，动则气喘，腰膝酸冷，四肢清冷，腹大胫肿，五更泄泻，癃闭或夜尿频数，尿液浑浊或尿末滴白，夜间梦寐遗精、滑精导致精亏不育，尺脉沉迟等。

【原文】补真益气，壮腰膝，进饮食。治小便白淫，七珍丸方。

肉苁蓉（半斤，细切，酒煮烂，研成膏）　补骨脂（炒）　巴戟天（去心）　附子（炮裂，去皮脐。各二两，三味同为末）　杏仁（汤退去皮尖、双仁，研）　桃仁（汤退去皮尖、双仁，研）　胡桃仁（研。各一两）

上七味，将后六味捣研为末，与苁蓉膏同研匀，更入炼蜜，捣三五百杵，丸如弹丸大，每服一丸，热酒化下，日三。

——《圣济总录·卷第九十二·白淫》

【注】肾气虚为肾虚的一种，是指由于肾气亏虚，生长生殖功能下降，摄

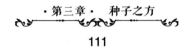

纳无权等所表现的证候。临床既有肾虚症状，又见气虚证表现。主要症状为气短自汗、倦怠无力、面色㿠白、阳痿、早泄、滑精、不孕不育、尿后滴沥不尽、小便次数多而清、腰膝酸软、听力减退、四肢不温，损伤脾脏还会引起饮食减少、脉细弱等，治以补肾为主。可以用七珍丸补益肾中真气、强壮腰膝，同时可治疗小便浑浊、精浊、白淫。

【原文】治心肾气不足，思想无穷，小便白淫，黄连丸方。

黄连（去须） 白茯苓（去黑皮，等分）

上二味，捣罗为末，酒面糊和丸，如梧桐子大，每服三十丸，煎补骨脂汤下，日三，不拘时候。

——《圣济总录·卷第九十二·白淫》

【注】心气虚因身体虚弱，气血不足引起。肾气，是指肾精所化之气，它反映了肾的功能活动，对人体的生命活动尤为重要。若肾气不足，不仅早衰损寿，还会引发各种病证，对健康极为不利。心肾气不足时，如果无穷尽地胡思乱想而欲望又不能达到，或意念受外界影响而惑乱，房事不加节制，这些都可致使宗筋弛缓，形成筋痿或白浊、精浊之类疾患。一般是由于房事太过损伤精气所致，日久还会损伤肾中精气而导致不孕不育的发生，治疗此疾病可用黄连丸。

【原文】治下元虚惫，耳焦面黑，遗泄白淫，手足冷，肌瘦，阳起石丸方。

阳起石（研，一两） 白芷（末） 黄蜡（各半两） 生砒（研，一分）

上四味，将三味同研匀，以黄蜡为丸，如梧桐子大，每服三丸，空心冷盐汤，或冷酒下，微温亦可，服药后，忌热食少时。

——《圣济总录·卷第九十二·白淫》

【注】阳虚本身是体内阳气的衰弱，而肾阳虚是肾中阳气的不足，肾阳虚的患者会非常怕冷，尤以腰腿冷为主，并且会出现手脚冰凉、神疲乏力、精神状态差、腰酸腰痛、膝关节酸软无力、阳痿、早泄、遗精、不育、尿浊，耳干枯、听力下降、面色黧黑。

【原文】治精气不固，小便白淫，及有余沥，或梦寐遗泄，妇人血海久冷，白带白漏，日久无子，威喜丸方。

白茯苓（去黑皮，四两，剉作大块，与猪苓一分，瓷器内同煮三二十沸，取茯苓再细剉，猪苓不用）　黄蜡（四两）

上二味，先捣茯苓为末，炼黄蜡于火上，众手速丸，如小弹丸大，每服一丸，细嚼干咽下，小便清为度。

——《圣济总录·卷第九十二·白淫》

【注】威喜丸用于治疗因肾关不固，不能封藏引起的遗精；缓解无梦遗精、滑泄不止、精液清稀冰冷而致的不育、身体寒冷、四肢不温、头昏目眩、面色苍白、腰膝酸软、阳痿早泄、夜间小便次数增多等症。也可用于治疗因肾虚带脉失约，任脉不固造成的带下病；并缓解妇女带下量多、白带质地清稀、身体寒冷、四肢不温、头昏目眩、面色苍白、腰膝酸软等，慢性盆腔炎、附件炎等疾病亦可使用。

【原文】治小便白淫，及遗泄无故自出，龙骨汤方。

龙骨（研，五两）　人参　白茯苓（去黑皮）　甘草（炙）　牡蛎（煅）　桂（去粗皮）　熟干地黄（焙。各二两）

上七味，粗捣筛。每服五钱匕，水一盏半，煎至八分，去滓，空心食前服。

——《圣济总录·卷第九十二·白淫》

【注】中医对遗精有较多的研究，前人对此已有总结归纳：《黄帝内经》

称"白淫""精时自下";《金匮要略》称"失精""梦失精""精自出",并认为这是虚劳病证的一个症状,拟定桂枝龙骨牡蛎汤及小建中汤治疗。至宋代《济生方》一书,才正式使用"遗精"这一病名,云:"遗精白浊症,脉息多涩,伤精脉也。"皆由不善卫生,喜怒劳逸,忧愁思虑,嗜欲过度,起居不常,遂致心火上炎,上而不息,肾水散漫而无归,上下不得交养,心肾受病。遗精的发病主要责之心、肝、肾三脏,但与心肾关系最为密切。火旺、湿热、劳伤、酒色等引起,日久耗精伤肾,可用龙骨汤治疗。

【原文】治肾久虚,精气耗惫,腰脚酸重,神色昏黯,耳鸣焦枯,阳道痿弱。此由精少,欲事过度,益精,鹿茸散方。

鹿茸(去毛,酥炙)

上一味,捣罗为散。每服一钱匕,渐至二钱匕,空心,浓煎苁蓉酒七分一盏,放温,入少盐调下。

——《圣济总录·卷第一百八十五·补益门》

【注】肾精亏虚又有肾精不足、肾精气亏虚、肾精亏损之不同。肾虚日久,会引起成人生殖机能减退,早衰、耳鸣、发脱、牙齿松动、健忘等为常见证候。肾所藏之精是机体生命活动之本,主人体的生长繁殖,是生命活动的基础物质。肾精能调节脏腑之精,供其活动需要;能生髓、养骨、补脑,并参与血液的生成,提高机体的抗病能力。肾精亏虚多数是由于老年体衰,肾的精气亏损,或先天禀赋不足,或因久病耗损,后天失养所致,通常表现为眩晕耳鸣,腰膝酸软,性功能减退,男子精少,女子"天癸"早竭,早衰,神疲健忘,舌淡苔少,脉沉细等,可以用鹿茸散治疗。

【原文】治脾肾气虚,补骨髓,通利耳目,灵芝丸方。

苍术(一斤,米泔浸,时换水)

上一味,用竹刀刮去皮并土,夏浸三日,冬七日,洒干,木臼内捣罗为末，枣肉丸如梧桐子大，空心枣汤下三十九至五十九。

——《圣济总录·卷第一百八十五·补益门》

【注】根据中医理论，脾乃后天之本，主运化，为气血生化之源，脾胃互为表里，脾虚会出现如腹痛、腹泻、饮食减少、四肢无力等症状。肾乃先天之本，主生长发育、主生殖、司二便，所以会出现二便异常以及其他的一些症状。就肾主骨生髓的生理功能而言，如果肾精肾气不足，会引起腰膝酸软无力、骨髓空虚、遗精遗尿、小便不利，或者小便频数、耳鸣耳聋、头晕、腹泻等。

【原文】治精气不固，诸虚百损，太一金锁丹方。

钟乳（粗捣，净淘，淡竹叶一握、地榆半两，剉，同入沙铫内，水煮一复时，取乳石净淘，研细，水飞，取细者不住手研三日，研无声，加面，焙取二两）　芡实（和壳曝干）　大豆黄卷（微炒）　巴戟天（去心）　附子（炮裂，去皮脐）　补骨脂（炒熟）　鹿茸（去毛，涂酥炙。各一两）　肉苁蓉（酒浸一宿，去皱皮，切，蒸烂，研成膏，三两）

上八味，除膏外，捣罗为末，入苁蓉膏。捣千百下，如硬，更入炼蜜同捣，丸如梧桐子大，每服十九，空心临卧温盐酒下。一月精秘，还元补脑，面目光，精神爽，百日肌肤充悦，须发光润，诸气及积年伤惫冷疾皆愈，常服补气延年。

——《圣济总录·卷第一百八十五·补益门》

【注】精气不固临床上以遗精，滑精，早泄，膀胱失约而小便失禁、尿后余沥、遗尿，以及肠虚滑脱而久泻不止为主要表现，治疗上可以用太一金锁丹补益阳气、秘精还元。

【原文】秘精，补肾元，强志，解虚烦，韭子丸方。

韭子（微炒）　巴戟天（去心）　桑螵蛸（剉炒）　菟丝子（酒浸，别

捣） 牛膝（酒浸，焙） 牡蛎（左顾者，火焙） 熟干地黄（各一两） 干姜（炮半两）

上八味，捣罗为末，醋煮面糊和丸，如梧桐子大，每服二十九，空心盐汤下。

——《圣济总录·卷第一百八十五·补益门》

【注】肾元不足是指肾阴虚，是肾脏阴液不足表现的证候，多由久病伤肾，或禀赋不足，房事过度，或过服温燥劫阴之品所致。主要症状有：腰膝酸软、两腿无力、眩晕耳鸣、失眠多梦；男子阳强易举或阳痿、遗精、精少不育；妇女则见经少经闭或见崩漏、形体消瘦、潮热盗汗、五心烦热、咽干颧红；少年白发、梦呓、磨牙、尿频、溲黄便干、舌红少津、脉细数。治疗肾元不足，可用韭子丸。

【原文】治肾脏虚惫，遗精盗汗梦交，煨肾附子散方。

猪肾（一只） 附子（末，一钱）

上二味，将猪肾批开，入附子末，湿纸裹煨熟，空心稍热服之，即饮酒一盏送下。

——《圣济总录·卷第一百八十五·补益门》

【注】肾虚日久，会导致肾阴阳两虚。证或由肾阴先虚，日久阴损及阳，发展而来；或由肾阳不足，日久阳损及阴，逐渐而成。肾为先天之本，藏真阴而寓元阳，若肾中元阳不足，命门火衰，与肾中元阴不足、阴精亏损同时并见，即为肾阴阳两虚证。表现为耳鸣耳聋、发焦脱落、齿摇稀松、遗精阳痿早泄，或五心烦热、口干咽燥、失眠盗汗，或畏寒肢冷、面色㿠白、夜尿频数，舌红或淡，少苔，脉双尺沉细，可用煨肾附子散方治疗。

【原文】治热盛梦泄，怔忪恍惚，膈壅舌干，清心丸方。

黄柏（去粗皮，剉，一两）

上一味，捣罗为末，入龙脑一钱匕同研匀，炼蜜和丸如梧桐子大，每服十九至十五丸，浓煎麦门冬汤下。

——《圣济总录·卷第一百八十五·补益门》

【注】心火旺盛遗精者，因思慕日久伤心、心经火热焚燎，昼则心神恍惚，心悸不宁，夜则乱梦纷纭，胸膈壅塞，梦遗精泄，兼有心经火热症状，如舌红口干、小便黄赤、脉数等。初得之虚象尚不明显，稍久必兼心血不足，出现心悸怔忡、易惊、健忘等症。故治疗宜清心泻火，安神涩精，方用清心丸。久病当配以当归、地黄、白芍、首乌、阿胶等养阴补血之品。

【原文】治肾脏虚冷，腰胯酸疼，腿膝冷痹，夜多小便，梦寐遗泄，日渐羸瘦，面无颜色，兼治女人恶露，赤白带下，韭子丸方。

韭子（七升，净拣）

上一味，以醋汤煮千百沸，取出焙干，旋炒令作油麻香，捣罗为末，炼蜜和丸，如梧桐子大，每日空心温酒下二十丸，加至三十丸。

——《圣济总录·卷第一百八十五·补益门》

【注】腰膝酸软而冷痛是因为肾阳虚衰不能温养腰府及骨骼所致；男子阳痿、遗精、早泄，男子不育，女子宫寒不孕、赤白带下是由于肾阳不足，命门火衰，生殖功能减退所致；久泻不止、完谷不化、五更泄泻起因于命门火衰，火不生土，脾失健运；小便频数、清长、夜尿多则由于肾司二便，肾阳不足，膀胱气化障碍所致；面色黧黑无泽是由于肾阳极虚，浊阴弥漫肌肤所致；畏寒肢冷，下肢更甚则因为阳虚不能温煦肌肤所致；精神萎靡是阳气不足，心神无力振奋所致；面色白、头目眩晕是由于气血运行无力，不能上荣于清窍所致；舌淡胖苔白、脉沉弱而迟，为阳虚之证，可以用韭子丸治疗。

【原文】补元气，壮筋骨，益精驻颜，肉苁蓉丸方。

肉苁蓉（酒浸，切焙）　　牛膝（去苗，酒浸一宿，切焙）　　葫芦巴

（炒）　蜀椒（去目并闭口者，炒出汗）　楝实（去核，炒）　香子（炒。各一两）　青盐（炒研，半两）

上七味，捣研为细末，用猪肾一只，去筋膜细切，将浸药酒煮熟研烂，入前与药末和匀，为丸如梧桐子大，每服二十丸，稍加至三十丸，空心温酒下。

——《圣济总录·卷第一百八十六·补虚壮筋骨》

【注】元气，又名原气、真气，都是指先天之气，是人体最根本、最重要的气，是人体生命活动的原动力。元气既推动和调节人体的生长发育和生殖功能，又推动和调控各脏腑、经络、形体、官窍的生理活动。元气的生成来源是肾中所藏的先天之精，先天之精化生的元气生于命门。肾中先天之精禀受于父母的生殖之精，胚胎时期即已存在，出生之后，必须得到脾胃化生的水谷之精的滋养补充，方能化生充足的元气。元气发于肾，以三焦为通路，循行全身，内而五脏六腑，外而肌肤腠理，无处不到，发挥其生理功能，成为人体最根本、最重要的气。元气是生命之本、生命之源，元气充足则精力充沛，生命力旺盛，筋骨强壮，面色红润，性功能较好，精液质量好，生殖力强。如果元气虚弱，可表现为少气懒言，疲倦乏力，头晕失眠，健忘，生殖功能下降，精液质量低下，出现不孕不育，这种情况可以使用肉苁蓉丸治疗。

【原文】治肝肾久虚，腰膝不利，肌肤羸弱憔悴，渐成牢疾。服此强筋骨，悦颜色，耐寒暑，倍力，补精益髓，石斛丸方。

石斛（去根）　牛膝（酒浸，切焙）　山茱萸　续断　沉香（剉）　肉苁蓉（酒浸一宿，切焙）　钟乳（研）　桂枝（去粗皮）　熟干地黄（焙）　白茯苓（去黑皮）　泽泻　黄芪（剉）　菟丝子（酒浸三日，别捣曝干）　蛇床子　山芋　附子（炮裂，去皮脐）　鹿茸（去毛，酥炙）　巴戟天（去心）　杜仲（去粗皮，炙）　补骨脂（炒。各一两）

上二十味,同为细末,炼蜜和捣,丸如梧桐子大,每服二十九至三十九,空心温酒盐汤任下。

——《圣济总录·卷第一百八十六·补虚理腰膝》

【注】先天不足或长期手淫、房劳太过、遗精日久、久病体虚等均可导致肾精亏虚。肾虚失于封藏,精关失约而见早泄、遗精;肾气亏虚,命门火衰,故性欲减退或阳痿不育;腰为肾之府,肾虚故腰酸膝软;精血同源,长期的肾精不足会引起肝血不足,导致肌肤脆弱、爪甲无华、身体憔悴,引起顽固性疾病。

可以用石斛丸治疗,服此药可以强壮筋骨,改善面色,使人不畏寒冬酷暑,增加耐力;更可以补肾生精,用于治疗由于肝肾虚损导致的不孕不育;同时可以强壮全身骨骼筋肉,强壮身体。

【原文】七子散　主丈夫风虚目暗,精气衰少,无子,补不足方。

牡荆子　五味子　菟丝子　车前子　薪蓂子　山药　石斛　熟地黄　杜仲　鹿茸　远志（各八分）　附子　蛇床子　川芎（各六分）　山茱萸　天雄（各五分）　桂心（十分）　白茯苓　川牛膝　人参　黄芪（各五分）　巴戟（十二分）　苁蓉（七分）　钟乳粉（八分）

上为细末,酒服方寸匕,日二服。不知,加至二匕,以知为度。忌生冷、醋、滑、猪、鸡、鱼、蒜、油腻。不能饮者,蜜丸服亦佳。一方加覆盆子二两。

行房法一依《素女经》。女人月信断一日为男,二日为女,三日为男,四日为女,以外无子。每日午时、夜半后行事生子吉,余时生子凶。

——《妇人大全良方·求嗣门》

【注】丛惠芳将此方与《备急千金要方》卷二、《千金翼方》卷五及《外台秘要》所载"七子散"进行了比较,认为本方为求子而治男子不育症方。

方中鹿茸、菟丝子、附子、蛇床子、巴戟天、苁蓉、桂心、钟乳合用，温肾壮阳之力尤著；远志与牡荆子合用，安神下气；石斛、菥蓂子合用，滋肾明目；人参、黄芪、茯苓合用，益气健脾；川芎祛风行血；山茱萸、山药、杜仲、川牛膝、五味子、车前子合用，补肾助阳，益肾固精。诸药合用，可使肾阳得壮，精气得充，而无子自愈，阴虚火旺者禁用。笔者分析方证认为，本方为治疗肾阳虚，精血亏虚证之补益方。

"丈夫肾虚无子方"，其方药物组成以温肾壮阳、益气填精为主，原方为散剂，以酒冲服，如不能饮酒，合散为蜜丸服用，临床应用应遵古而不泥古，遵从异病同治原则。诊病拟方时，首先须注重肾之先天，强调肾与生殖密切相关。肾藏先天之精，"肾者，主蛰，封藏之本，精之处也""肾藏精，主生殖"。《素问·上古天真论》云："肾者，精之处也""丈夫二八肾气盛，天癸至，精气溢泻，阴阳和，故能有子……八八肝气衰，筋不能动，天癸竭，精少，肾脏衰，形体皆极……而无子耳。"其次，重视阳气与精血的关系，气属于阳，精血属于阴，两者相互依存，相互为用。气对于精血，具有推动、温煦、化生、统摄的作用；精血对于气，则具有濡养和运载等作用。

【原文】庆云散　主丈夫阳气不足，不能施化，施化无成。

覆盆子　五味子（各二升）　菟丝子（一升）　白术（炒）　石斛（各三两）　麦门冬　天雄（各九两）　紫石英（二两）　桑寄生（四两）

上为细末，食后酒服方寸匕，日三服。素不能饮者，米饮调下。冷者去桑寄生，加细辛四两。阳事少而无子者，去石斛加槟榔十五个，良。

——《妇人大全良方·求嗣门》

【注】《千金方衍义》："庆云者，庆云龙之征兆。紫石英专温荣血，天雄峻暖精气，佐以覆盆子、五味子、菟丝子温补下元，寄生主治腰痛，天冬能强肾气，石斛强阴益精，白术固津气而利腰脐间血；恐英、雄二味之性过烈，乃以天冬、石斛、寄生濡之，覆盆、五味、菟丝辅之，白术培土以发育万物，

扶阳施化之功尽矣。若素不耐寒,则去寄生而加细辛,以鼓生阳之气;阳本不衰,当退石斛而进槟榔,以祛浊湿之垢。其法之可重端在乎此。"

【原文】当归　桂心　龙齿　乌药(真天台者佳)　益智　杜仲　石菖蒲　吴茱萸(各一两半)　茯神　川牛膝　秦艽　细辛　苦桔梗　半夏　防风　白芍药(各三分)　干姜(一两,半生半炒)　附子(一只重八钱者,脐心作一窍如皂子大,入朱砂一钱重,湿面裹煨)　川椒(二两,汤浸半日,焙)　牡蛎(一大片,要取漳、泉二州者,却用学堂童子小便浸四十九日,五日一换,取出用硫黄末一两,米醋涂遍,却用皮纸裹,又用米醋浸令纸湿,盐泥浓固济干,用炭五斤,每遇合药入二两,余者留后次合药用)

上为细末,取附子、内朱砂别研为细末,糯米糊为丸,如梧桐子大,每服三十九至百丸,空心,淡醋、温酒、盐汤皆可下,一日二服。

此药及疗男子精寒不固,阳事衰弱,白浊梦泄。

——《妇人大全良方·求嗣门》

【注】近年来,阳痿、早泄患者数量急剧上升,而且呈现出年轻化的趋势。阳痿是指在有性欲要求时,阴茎不能勃起或勃起不坚,或者虽然有勃起且有一定程度的硬度,但不能保持性交的足够时间,因而妨碍性交或不能完成性交。早泄是一种常见的男性性功能障碍疾病,是指射精发生在阴茎进入阴道之前,或进入阴道后时间较短,提早射精而出现的性交不和谐情况。严重的阳痿、早泄会影响生育。

阳痿多由肾阳虚衰引起,故临证多以温补肾阳之品兴阳起痿而求其效。然"善补阳者,必于阴中求阳,则阳得阴助而生化无穷",故遣方用药时常在大队温阳补肾药中佐以滋肾养阴益精之品。

【原文】使人丁壮,房室不劳损,莫过麋角,妙药也。
麋角末(七两,酒浸炙热)　生附子(一个,炮熟)

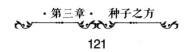

上为末,合和,每服方寸匕,酒调,日三。

乃奇方也,今名班龙珠丹。

鹿角霜(十两,为末) 鹿角胶(十两,酒浸数日,煮糊丸药) 菟丝子(十两,酒浸二宿,蒸焙) 柏子仁(十两,净,别研) 熟地黄(十两,汤洗,清酒浸二宿,蒸焙入药用)

上末,以胶酒三四升煮糊,杵一二千下,丸如梧桐子大,食前盐汤或酒吞下五六十丸。

——《三元延寿参赞书·卷之四》

【注】鹿角为梅花鹿或马鹿等已骨化的老角,当其角未成熟(幼角)时叫鹿茸。鹿角与鹿茸有类似之功效,但鹿角补益功效明显逊于鹿茸。中医认为,鹿角味咸、性温,无毒,入肝、肾经,有补肾、助阳功效,可作为鹿茸的代用品。

鹿角虽药力较鹿茸薄弱,但其兼有活血、散瘀、消肿作用,在外科及妇科方面应用较多,如可治疮疡、乳痈、梦交、妊娠腰痛、产后腰痛、妊娠下血不止、胎死腹中、堕胎血瘀不下、产后血晕、妇人白浊等。一般说来,鹿角熟用能益肾补虚,强精活血;生用则偏重于散热行血,化瘀消肿。如温肾强骨,可用于肾阳不足引起的诸症,常与地黄、山萸肉、肉苁蓉、菟丝子、巴戟天、杜仲等配合应用;治疗虚寒疮疡,可配肉桂、白芥子等内服;治痈疮红肿热痛,可加蒲公英、全瓜蒌、夏枯草、金银花等之类同用。

【原文】惟男之弱者,精常不足,当补肾以益其精;女之羸者,血常不足,当补脾以益其血。

补肾宜六味地黄汤,精寒加五味子、熟附子,补脾宜参苓白术散,血少加归、芎。

——《广嗣纪要·调元篇》

【注】《古今图书集成医部全录》："男精充盈，阴血时行，阳变阴合，旺胎妙凝。男益其精，女调其经，乃能有子，螽斯振振。羸男亏阳，弱女亏阴，虽交不孕，虽孕不成。调养之法，上工所明，不遇其良，反成其疢。"

张景岳谓："疾病之关于胎孕者，男子则在精，女子则在血，无非不足而然。"岳甫嘉亦云："生子专责在肾""种子之法，要在固精。"精血乃生身之本、化育之基，维系机体之生长、发育与生殖之力，肾藏精、主生殖为先天之本。若禀赋不足，素体虚弱，房事劳伤，恣情纵欲，少年早淫，大病久病伤及肝肾等皆可致其精血不足，阴精亏损，化气生精乏源而有绝嗣之虞。

万全以为"男子以精为主"，男女有子是因"夫男子以精为主，女子以血为主，阳精溢泻而不竭，阴血时下而不愆，阴阳交畅，精血合凝，胚胎结而生育蕃矣"；而无子是因"阳衰不能下应乎阴，阴亏不能上从乎阳，阴阳抵牾，精血乖离"。由此可见，"精"对于男子来说是尤为重要的。

肾精、肝血是性器官生理活动的物质基础，肾气为其动力，肝气疏泄则气机通畅，血液充盈，当举则举。肾为先天之本，藏真阴而寓元阳，肾阴肾阳是其他脏腑阴阳的根本，肾之精气是维持脏腑功能活动的物质基础和动力。肾虚精亏，真阳衰微，精亏失润，阳衰失温，则宗筋不振，无以作强。临床表现为精液量少、少精子症，或精液液化不良，性欲亢进，射精过快，遗精滑精，腰膝酸软，头昏耳鸣，两目干涩，神疲乏力，心悸健忘，心烦盗汗，寐差梦多，口燥咽干，舌质红或淡，苔少或薄，脉沉细。

六味地黄丸从未在临床上用于"壮阳"，其最初用于小儿发育迟缓，现在主要用于治疗肾阴虚，可以认为它是"滋阴药"，但绝非"壮阳药"。其方药组成：熟地黄、山萸肉、淮山药、茯苓、牡丹皮、泽泻。功效：滋阴补肾。主治肾阴不足，腰酸足软、自汗盗汗、咳嗽发热、头晕目眩、耳鸣耳聋、遗精梦泄、齿牙动摇、足跟作痛、消渴口燥咽干；失血失音；小儿发育不良，囟门不合等；或虚火上炎，而致骨蒸潮热、颧红升火、舌红苔少、脉沉细数等症。临床用于高血压、糖尿病、慢性肾炎、梅尼埃病、再生障碍性贫血、腰椎劳损、甲状腺功能亢进、艾迪生病、白内障、视神经萎缩、中心性视网膜炎、慢性咽炎及食道癌、肺癌、肝癌等，及各类肿瘤属肾阴亏损者。方义：熟地黄益精生血；山茱萸温肝逐风，涩精秘气；山药补脾肺，固肾涩精止泻，三药合用，补正治本，精血足则真阳自生，水中之火乃为真阳。肾阴不足，虚火上炎，故用泽泻泻阴火，泻膀胱水邪，聪耳明目，并防熟地黄之滋腻；牡丹皮泻心肝伏火，凉血退热，并制山萸肉之温；茯苓淡泻脾中湿热，通肾交心，以助山药健运，三药同用泻邪治标。李时珍指出，"伏火即阴火，阴火即相火也。……丹皮属阳，故能入肾，泻阴火，退无汗之骨蒸。此方言为补肾，实为补肝，肾为肝母，子虚补其母之意。古云肝肾之病同一治也"。

【原文】治肾气虚乏，下元伤惫，脐下疼痛，夜多游溺，脚膝缓弱，面色痿黄或黧黑。及虚劳不足，渴欲饮水，腰重疼痛，小腹急痛，小便不利，并宜服之。脾恶湿，肾恶燥，古人制方，益肾皆温润之药也。故八味丸，仲景谓之肾气丸，以熟地黄为主。

熟地黄（半斤）　肉桂　附子（各一两）　丹皮　泽泻　白茯苓（各三两）　山茱萸（四两）　干山药（四两）

上八味为细末，炼蜜丸，皆君主之药也。若不依易老加减服之，终不得效。若加五味子，为肾气丸，述类象形之剂也。益火之源，以消阴翳；壮水之主，以制阳光。此补五脏不足之剂，易老迭为宾主，是得仲立方之心，拘之以地黄为君，则不效也。

钱氏地黄丸加减法：如阳事多痿不振，依今方。然夏月，减附子。（三停，精完，全减桂、附，只六味。）血虚阴衰，熟地黄为君；精滑，山茱萸为君；小便或多、或少、或赤、或黄、或白，茯苓为君；小便淋漓，泽泻为君；心虚，肠胃积热，心火炽盛，心气不足，牡丹皮为君；皮肤涩干，山药为君。以上言为君者，其分量用八两，其干地黄只依为臣分两，余皆同。

——《赤水玄珠·第十卷·虚怯虚损痨瘵门》

【注】金匮肾气丸补益肾气，现广泛用于肾气亏虚型男性不育症。

【原文】固精丸　治心神不安，肾虚，自泄精。

知母（炒）　黄柏　牡蛎（煅）　龙骨　芡实　莲蕊　茯苓　远志（去心，各三钱）　一方加山茱萸肉三钱

上为末，煮山药糊丸，梧桐子大，朱砂为衣，每服五十丸。

——《赤水玄珠·第十卷·虚怯虚损痨瘵门》

【注】众多医家都有记载组成不同的固精丸的方子，现依然在应用的有益肾固精丸、锁阳固精丸等，大部分都是益肾固精的，但是孙一奎所载固精丸有独特之处，其药丸以朱砂为衣，可以有效发挥镇静安神的作用，如天王补心丸也是用朱砂为衣。孙氏的固精丸对于虚火妄动、心神不安或心肾不交的遗精、早泄有较好的作用。其方中补益之品较少，对于肾虚导致的遗精、早泄效果相对较差一些，对性功能障碍导致的不育效果较好。

【原文】固精丸　此药益阴固精，壮阳补肾。可常服，又能生子。

莲蕊（四两，拣净，用新者）　山茱萸肉（四两，用肥者，酒浸，去核）　覆盆子（四两，酒浸，蒸，去蒂、瓤）　菟丝子（一两，酒浸一宿，蒸半日，捣烂，晒干）　芡实（五百枚，去壳）　破故纸（五钱，炒微香）　白蒺藜（五钱，去角刺，微炒）　五味子（拣红润者，五钱）

上为细末，炼蜜丸，舂千余下，丸如梧桐子大，每服五十丸，空心，温酒、白汤任下。

——《赤水玄珠·第十卷·虚怯虚损痨瘵门》

【注】此方有补肾壮阳固精之功，适用于肾阳虚型的早泄或遗精，或由此导致的男性不育。

【原文】五子全鹿丸　补五脏，养精神，填骨髓，壮元阳，健筋骨，多生

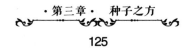

育，延年益寿，功效非常。

金樱子（去核）　枸杞子（酒洗，去蒂）　菟丝子（制）　黄柏（去粗皮。以上诸药各五斤）　白茯苓（去皮）　牛膝（去芦）　杜仲（去粗皮，姜汁炒。以上诸药各二斤）　车前子（洗净，一斤）　五味子（酒洗，一斤半）

上药俱研粗末，用鹿角一只，取血拌药，晒干，其角煎胶，肉与五脏煮极烂，将药末拌匀，捣成饼，焙干，骨用油炙酥，皮煮成胶，将前饼复磨为细末，用鹿角胶及鹿皮胶加酒拌匀，再加炼蜜为丸，梧桐子大，每空心及下午食前，淡盐汤送下七八十丸，寒月酒送下。

——《赤水玄珠·第十卷·虚怯虚损痨瘵门》

【注】本条原文记录了五子全鹿丸的制作过程及其治疗作用。五子全鹿丸能补益五脏，补充元阳，强壮骨骼和肌肉，并且能促进人的生育机能。具体的制作方法就是首先把以上植物药打粉，然后用鹿血拌匀后晒干，将煮烂的鹿肉和鹿的五脏捣烂后和晒干的药粉混合再次焙干，把用油炸酥的鹿骨磨粉与药粉充分混合，最后将鹿角胶和鹿皮胶加酒拌匀，加入蜂蜜，加工成梧桐子大小的丸剂。空腹及下午饭前用淡盐水冲服七八十丸，冬天的时候用酒送服。

五子全鹿丸的制作过程烦琐，几乎没有相关临床研究，且出现于丹药的篇章中，所以本身带有当时修道修仙的道家思维，具体使用效果是否如书中所言，尚无定论。

【原文】长春广嗣丹

人参（去芦）　天门冬（去心）　当归（酒洗）　泽泻（去毛）　山茱萸（去核）　石菖蒲（炒）　赤石脂　五味子（去梗）　覆盆子（去萼）白茯苓　车前子　广木香　柏子仁（各一两）　山药（姜汁炒）　川巴戟（去心）　川椒（去目与梗及闭口者，炒出汗）　川牛膝（去芦，酒洗）生地黄　熟地黄　地骨皮（去木与土）　杜仲（各二两）　远志（去芦，甘

草汤泡，去心）　　肉苁蓉（酒洗，去心膜，晒干）　　枸杞子（各三两）　　菟丝子（酒洗，去土，仍用酒蒸，捣饼晒干，四两）

上药二十五味，炼蜜作丸，梧子大，每服三十丸，日三。

男妇艰嗣者，此方主之。

二五之精，妙合而凝，然后成形孕育，故求嗣者，宜实其精。世人益精，专于补肾，此求其末也。经曰：肾者主水，受五脏六腑之精而藏之，故五脏盛乃能泻。如斯言之，则肾主藏精耳。而生精之原，固本于五脏六腑也。是方也，人参、天门冬、五味子用之补肺。石菖蒲、柏子仁、当归、远志用之养心。白茯苓、怀山药用之养脾。山茱萸、熟地黄、覆盆、杜仲、牛膝、巴戟、苁蓉、枸杞、菟丝用之补肝肾。所以然者，肝肾同一治也。乃车前、泽泻利其灼阴之邪。生地、骨皮平其五脏之火。石脂之涩，所以固精。木香之窜，所以利六腑。川椒之辛，所以散湿痹也。此则兼五脏六腑而调之。五脏之精实，六腑之气和，夫然后可以媾精而宜子矣，非得《内经》之旨者，不能识此。

——《医方考·卷六·广嗣门第七十一》

【注】此方用药驳杂，兼调五脏六腑。方中用人参、天冬、五味子补肾润肺；石菖蒲、柏子仁、当归、远志，用之养心；白茯苓、怀山药养脾；山茱萸、熟地黄、覆盆子、杜仲、牛膝、巴戟天、肉苁蓉、枸杞子、菟丝子补益肝肾；车前子、泽泻祛灼阴之邪；生地黄、地骨皮平五脏之火；赤石脂固精；木香以利六腑；川椒辛散祛湿。

【原文】延龄育子方

天门冬（去心）　　麦门冬（去心）　　川巴戟（去心）　　人参　　白术　　白茯苓　　川牛膝　　生地黄　　熟地黄　　肉苁蓉（去心）　　枸杞子　　菟丝子（去心）　　莲须　　白茯神　　山药（姜汁炒）　　山茱萸（去核）　　沙苑蒺藜（炒）　　柏子仁　　鹿角胶　　鹿角霜（各五两）　　酸枣仁　　远志　　五味子　　石斛（各二两）

上药共为末，蜜丸，梧子大，早晨盐汤吞下百丸。

此亦广嗣之方也。

男女媾精,乃能有孕。然精,五脏之所生,而藏之肾者也。故欲藏精于肾者,必调五脏,五脏盛而精生矣。是方也,人参、五味、天麦门冬,补肺药也。茯神、远志、柏仁、枣仁、生地,补心药也。白术、茯苓、山药、石斛,补脾胃也。熟地、枸杞、菟丝、巴戟、牛膝、茱萸、苁蓉、沙苑蒺藜,补肝肾也。鹿角胶,血气之属,用之所以生精。鹿角霜、莲须,收涩之品,用之所以固脱。如是,则五脏皆有养而精日生,乃能交媾而宜子矣。

——《医方考·卷六·广嗣门第七十一》

【注】此方用以补肾养精。方中人参、五味子、天冬、麦冬补肾益肺;茯神、远志、柏子仁、酸枣仁、生地黄补心安神;白术、茯苓、山药、石斛补益脾胃;熟地黄、枸杞子、菟丝子、巴戟天、牛膝、山茱萸、肉苁蓉、沙苑蒺藜补肝强肾也;鹿角胶益气生精,鹿角霜、莲须收敛固脱。

【原文】韭子、小茴香、蛇床子、川椒、天雄、附子总考

此六物者,湿热之品也,取之者何?凡人艰嗣者,多有下虚,而胃中之湿袭之,内生胞痹、肾痹、白带之疾,故令精寒而不嗣也。能于此数物酌而用之,则痹去而宜子矣。

黄芩、黄连、黄柏、栀子考

世人谓精寒者不宜嗣,率以温暖之剂主之,此不可执也。盖天地冲和而万物发育,朔方寒胜,固令不毛。南服蒸炎,亦令焦土。明于精寒不嗣,昧于血燥不胎,非良手也。故述芩连栀柏以为广嗣者告,能令气血冲和,则生生之道矣。

人胞、鹿茸、麋茸、鹿峻、蛤蚧、龟板、猪脊髓总考

凡年高精弱,难于生育,草木无情,不能补之,故宜上件酌而入药。盖取其为血气之不属,补之易易尔。

——《医方考·卷六·广嗣门第七十一》

【注】此条文论述了诸品方药对男性不育症的治疗功效，如小茴香、川椒、蛇床子等温中助阳，黄芩、黄连、黄柏清热燥湿，鹿茸、龟板、蛤蚧助阳益精等。

【原文】续嗣壮元丹　种子天下第一方。

嫩鹿茸（酥炙，一两）　真沉香（一两）　肉苁蓉（酒洗，去甲，一两）　天门冬（去心，一两）　麦门冬（去心，一两）　楝参（一两）　熟地黄（酒蒸，一两）　巴戟（去心，一两）　甘枸杞子（一两）　山药（四两）　柏子仁（去壳，四两）　白茯苓（去皮，一两）　辽五味（一两）　当归（酒洗，一两）　山茱萸（酒蒸，去核，一两）　川杜仲（酒炒，一两）　牛膝（酒洗，去芦，一两）　菟丝子（酒洗令净，酒炒干，捣成饼，晒干为末，一两）　小茴香（盐炒，一两）　鳖甲（酥炙，一两）　破故纸（炒，一两）　何首乌（米泔浸，一两）　石菖蒲（去毛，一两）　朱砂（五钱）

上为细末，酒打面糊为丸，如梧子大，每服四十丸，空心盐汤下。忌烧酒、胡椒、干姜、煎炒之物。专治虚损，阳事不举，少弱多情，痼冷，心肾不交，难成子嗣，遗精白浊，五劳七伤，一切亏损之疾，无不应验，临卧再进一服。

——《寿世保元·庚集七卷·求嗣》

【注】此方药味众多，着重补虚，阴阳并补，针对"一切亏损之疾"，对于阳痿、不育、遗精都有显著疗效。

【原文】命门火衰，精气虚寒而阳痿者，宜右归丸、赞育丹、石刻安肾丸之类主之。若火不甚衰，而止因血气薄弱者，宜左归丸、斑龙丸、全鹿丸之类主之。

——《景岳全书·卷之三十一贯集·杂证谟·阳痿》

【注】如果是因为命门之火衰弱，无力温煦精气导致的阳痿，可以选用右归丸、赞育丹等，温补肾阳。如果肾阳不虚，是因为气血不足导致的阳痿，可以选用左归丸、斑龙丸、全鹿丸等养肾阴、补益气血等方。左归丸、右归丸为张景岳所创的针对阴虚、阳虚的名方，方剂组成充分体现了阴阳互根互用理论。张景岳认为："善补阳者，必于阴中求阳，则阳得阴助而生化无穷，善补阴者，必于阳中求阴，则阴得阳升而源泉不竭。"又云："善治精者，能使精中生气，善治气者，能使气中生精，此自有可分不可分之妙用。"左归丸主要由熟地黄、山药、枸杞子、山茱萸、川牛膝、菟丝子、鹿角胶、龟板胶组成，是张介宾由六味地黄丸化裁而成。他认为"补阴不利水，利水不补阴，而补阴之法不宜渗"（《景岳全书·新方八阵》），故去"三泻"（泽泻、茯苓、牡丹皮），加入枸杞子、龟板胶、牛膝，加强滋补肾阴之力；又加入鹿角胶、菟丝子温润之品补阳益阴，阳中求阴，即"善补阴者，必于阳中求阴，则阴得阳升而泉源不竭"（《景岳全书·新方八阵》）之义。本方纯补无泻，阳中求阴是其配伍特点。右归丸主要由肉桂、炮附片、鹿角胶、盐杜仲、菟丝子、酒萸肉、熟地黄、枸杞子、当归、山药组成，张景岳说它"治元阳不足，或先天禀衰，或劳伤过度，以致命门火衰，不能生土，而为脾胃虚寒，饮食少进，或呕恶膨胀，或反胃噎膈，或怯寒畏冷，或脐腹多痛，或大便不实，泻痢频作，或小水自遗，虚淋寒疝，或寒侵溪谷而肢节痹痛，或寒在下焦而水邪浮肿"。左归丸、右归丸临床应用广泛，辨证使用后对于改善精液质量有良好的疗效。

【原文】凡因思虑惊恐，以致脾肾亏损而阳道痿者，必须培养心脾，使胃气渐充，则冲任始振，而元可复也，宜七福饮、归脾汤之类主之。

——《景岳全书·卷之三十一贯集·杂证谟·阳痿》

【注】因思虑、惊恐导致脾肾亏损从而导致阳痿的，应先健脾益胃，养心安神，使脾胃运化恢复正常，男子可正常排精，女子有月经，元气才可恢复，

可以选用七福饮、归脾汤等补肾益髓、养血安神。

【原文】凡肝肾湿热，以致宗筋弛纵者，亦为阳痿，治宜清火以坚肾，然必有火证火脉，内外相符者，方是其证。宜滋阴八味丸，或丹溪大补阴丸、虎潜丸饮类主之。火之甚者，如滋肾丸、大补丸之类俱可用。

——《景岳全书·卷之三十一贯集·杂证谟·遗精》

【注】肝经湿热、肾火旺盛都可导致阴茎疲软，导致阳痿，治当清热泻火、补肾填精。如果有热邪亢盛的表现且脉象也是热象，可以选用滋阴八味丸，或者丹溪大补阴丸、虎潜丸等。如果火邪旺盛，可用滋肾丸、大补丸。

【原文】中和种子丸　一友自幼患羊痫之症，及其壮也，又患滑泄之症，而痫益频，无子。医者上驱其痰，则药必疏利，而精愈泄；下固其精，则药必补涩，而痫愈发；若疏利与补涩并用，则二病频仍，终不能愈，如何得子？诸医束手。一日召予往视，予诊其脉，上盛下虚，细简诸医之方，皆稳当而未能奏效，踌躇半晌，因问痫状，曰："发时如羊鸣一二声，猝然晕倒，手足牵搐，咬牙痰涌，不省人事，一饭时方醒。醒则一二日身体微热，精滑不止，倦怠之甚。"因问精滑状，曰："清精不时溢出，淹滋不净。"又问夫妇交感亦精多否，曰："甚少。"予思痫乃自幼之沉疴，滑乃后来之添症。滑则断欲可葆其元，药饵可徐收其效。若痫症不去，则饮食皆化为痰，久之身且不保，安望得子？今身体尚虚，未可投药，请夫妇分处，断房事一月，然后予可得而施治矣。友果如予言。越一月，遇痫发时延予往，予预制三子散为末以待，将牛黄丸用竹沥化开，候其痫将止、痰将退时灌下。盖先则痰方涌盛，药力不入，后则痰归窠络，药攻无力也。灌下牛黄丸，苏醒时，随将三子散用河水三碗煎一碗如稀粥样，带热服下。计申时痫发用药，到初更时腹中连响，夜半大解，去积痰半桶。后痫不复发，滑亦渐止。戒以绝欲半年，常服安神丸，后服心肾种子丸，期年而得子。盖医者意也，如三子之法，方书所不载，

第三章 种子之方

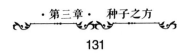

诸医狃于"固本则邪自退"之说,而不知外来之邪可扶正气以胜之。若自幼之顽痰,方且窃气血而操心肾之权,上能迷心而使之晕,下能走肾而使之滑,此正根本之病也,去病除其根,故能奏效而得子。此因奇症而持笔之,若止于精清、精滑、精寒、阳痿等症,治之特易易耳。是故医贵有识,尤贵有胆。

——《妙一斋医学正印种子编·上卷·男科》

【注】此案男子不育的原因在于滑精,精亏则肾气不盛。仅滑精者,可以涩精药为先,进而施以补肾种子之品,可奏种子之效。但其幼患癫痫,痫者,风火痰瘀所致也,因患者发时咬牙痰涌,故以痰为主,脉之上盛下虚,亦与症状相符。若以滑利药治痰,则滑精甚;若以收涩药固精,则盛痰留;若滑利与收涩同用,则二病皆反复,因此在治疗上如何分清标本先后,是解决此病的难题。岳甫嘉认为"痫乃自幼之沉疴,滑乃后来之添症。滑则断欲可葆其元,药饵徐收其效。若痫症不去,则饮食皆化为痰,久之身且不保,安望得子?"即嘱先寡欲保精复元,此时以滑利药祛痰,虽加重精损,但不至亏耗真元,待盛痰除,再以收涩之药、固精补肾之药培元,后以种子方求子。故嘱夫妻分隔一月,待痫病发作将止,将紫苏子、白芥子、韭菜子各一两,河水煎煮至稀粥状,外加牛黄丸以竹沥化开,二者同服。服药时间为痫病将止之时,因"发时痰方涌盛,药力不入,后则痰归窠络,药攻无力也"。这亦表明了岳甫嘉对痰证发展与转归理解透彻。服药祛痰之后,再以朱砂安神丸巩固,防止癫痫再发,半年后又服心肾种子方,得子。此案诊治思维清晰灵活,巧妙处置"痰"与"滑精"的关系,用药时间亦体现医者独到见解,岐黄之术,奥妙无穷尽也。

【原文】心肾种子方 一新安友人来谒,求治病,并求种子方。予见其年逾四十,形体羸弱如不胜衣。诊其脉,六部俱微缓无力,两尺如丝轻漾,一似欲绝者。自言无医不投,无药不服,或以为瘦人多火而服知柏,或以为虚寒之极而服桂附,总皆不效。予问曰:"饮食若何?"曰:"闻荤腥便欲呕吐,今且茹素矣。"予又问曰："向服何药？"曰："向服滋阴地黄丸，后服八味地黄丸，俱无效。"予曰："据脉息，则诚虚寒也，所服药亦未为全误也。但须先理中州，然后议治幽北可耳。必须耐心守以岁月，不但病愈，可图得子。"友喜曰："敬闻命。"予投以补中益气汤，加砂仁、神曲，十余剂而脾胃稍起。又劝其去素茹荤，而少佐以肉味，脾胃愈起，始投以大剂补中汤，加枸杞子、杜仲各三钱，服二十余剂，脾胃始健，而腰膝渐强。后令其仍服八味地黄丸半料，兼服朱鹤山煎方日一剂，甚是得力。后服河车种子丸一料，果身体强健，逾年置妾遂得子。

——《妙一斋医学正印种子编·上卷·男科》

【注】此案男子，形体羸弱，饮食清淡，不能生育。四处就医，多以其火旺而降火，或虚寒而温补，但效果不佳。岳甫嘉诊断此病，因两尺"如丝轻漾，一似欲绝"，认定该男子确有肾之虚寒，但结合其闻腥便欲呕吐、常年素食，是为脾胃虚弱。而脾与肾分别为后天之本与先天之本，肾之充盛，需要脾的运化得当、供给精微物质，脾虚若不治疗，一味补肾恐难奏效，因此岳甫嘉主张"须先理中州，然后议治幽北可耳"。总结其诊治思维，即先健运脾胃，使饮食得当，脾气得复，进而图肾以求子。岳甫嘉先投以补中益气汤健脾气，兼以砂仁、神曲开胃消食，十余剂后脾胃稍起，再适当去素茹、添肉味，增加营养，双管齐下。待脾胃愈起，再以大剂量补中汤健运脾胃，佐以枸杞子、杜仲各三钱强壮腰膝，二十剂后，脾胃强盛。此时可用理肾之法，服八味地黄丸、朱鹤山煎方补肾，待肾气充盛，则施以河车种子丸，求得子嗣。此处可总结岳甫嘉治病大法，即种子前应理肾，理肾前必当治愈影响肾精的因素，可为痰，可为火，也可为本案例之脾虚。治病有先后，医者当忌急躁，不可急于图功。现代男科临床所见年轻不育症患者，多伴有慢性前列腺炎及阳痿等疾病，治疗上常先消除或缓解前列腺炎症，或以他达那非、西地那非等治疗阳痿，而后再辨证论治以求子，可采用六味地黄丸、左归丸、

右归丸、麒麟丸、生精胶囊、龟龄集等中药复方或中成药提高精子活力，使女方受孕，也可二者同求，根据实际而辨证化裁、拟定治疗方案，此亦尊岳甫嘉之诊治有先后的思维。

【原文】河车种子方　一友患肠风下血，每大解，鲜血四射，淋漓不止，如此者十余年，面色痿黄，腰痛腿酸，四肢乏力，阳事痿缩，数年不举无子。自谓遇予之晚，求治于予，非求种子，求救残喘耳。予诊其脉，果虚弱之极，两尺重按，尚非绝脉，其阳事痿缩者，只因血枯气索，虽有微阳，不能振鼓耳。因问平日喜食何物？所服何药？曰："诸医皆云血热，多食凉物，凡四物、芩连、槐角、地榆之类，无年无月无日不服。目今尚服滋阴脏连丸，总皆不效。"予曰："君果遇予晚，若早遇予，病愈已久，且生子矣。"友不觉辗然而笑曰："救残喘足矣，何敢有望外之想。"予曰："世皆知心主血，肝藏血，脾统血。心与肝固喜清凉，独不思脾喜温燥乎？且血热妄行，口鼻皆可出，何独注之于大肠？盖血属水，水性善下，脾属土，土不得其平，则水下流，理也，治宜温脾以摄血。且肺与大肠相表里，敛肺气则金不能伤木，而血自归经矣。但予立方甚平常无奇，又血症方书所不载，不免为当世所嗤笑。且虑君见药品无奇，一似与血分绝不相关者，定掷之不服，虽求予无益也。"友俯首叩求无已，遂为立一方，并制药二剂与之。友果如法虔服，才下一剂而血减，下二剂而血止，制丸服之而竟不复发。后令服五粉糕半载，兼服补中益气汤，加枸杞子、杜仲。又后令服八珍汤加枸杞子、杜仲，最后令服聚精丸，两年竟得子。

——《妙一斋医学正印种子编·上卷·男科》

【注】此案男子有三症：便血、阳痿、不育。诸医因其便血急迫，呈喷射状，故以为有血热，而多用槐角、地榆等凉性药，实为片面见解，正如岳甫嘉所言："血热妄行，口鼻皆可出，何独注之于大肠？"岳甫嘉结合脉诊，认为便血日久可导致血虚，所谓精血同源，血虚则精少，故不育；血为气之母，

血虚亦可导致气虚，气血亏虚，则引发阳痿。因此该男子在治疗上当以止血为先。岳甫嘉言："世皆知心主血，肝藏血，脾统血。心与肝固喜清凉，独不思脾喜温燥乎？"血属水，性善下，脾属土，土克水，故主张温脾以摄血。岳甫嘉自拟温脾摄血方，药用厚朴五两，白术、神曲、麦芽、五味子各一两，上为末，与黄米糊一两为丸，米汤服下，一剂血减，二剂血止。再将此方为丸慢服，便血未再发。便血既止，则当补益精气血，故以补中益气汤加枸杞子、杜仲，后以八珍汤加枸杞子、杜仲，十剂后，气血得复，肾精充备，此时再予聚精丸，两年得子。岳甫嘉诊病，独辟蹊径，对疑难之不育，观点独到，思维缜密，分析得当，切入准确，故有良效。

【原文】一澄江友，年过五十，久患痰火，无子。平时痰火不拘日夜常发，发则气塞喉闭，不能言语，几绝，不能待药，急取冷水、冷茶，咽下稍苏。迨十日半月一大发，则哮喘痰塞，昼夜不能睡卧，才着枕即叫喊胸胁痛甚，痰塞喉间气不得出，冷汗如雨，唯令家丁日夜抱坐待毙而已。有诸医用二陈、瓜蒌、枳实等汤者，有用滚痰丸者；有用温胆、酸枣仁等汤及安神等丸者，俱不效。延予往治，予诊其脉，上下俱盛，两尺更洪大。因问饮食若何？曰："痰稍退，则求食，食即易饥。"问阳事举否？曰：时举。连晚彻夜不寐，无可奈何，只求稍稍合眼，便遇神仙矣。予曰：是不难，但予所用之药，未免为诸医所笑，即病者闻之，亦决不肯服耳。众家丁皆曰：决不令诸医见，亦不使病者知，唯求速赐救耳。予果制一剂，令速熬竹沥以待。药报熬熟，令加姜汁五茶匙，竹沥一大杯服下。不半时，喊叫渐宁，胸胁痛亦渐减，便欲求睡，得睡一觉，求食，食后亦不易饥。至来日午余，又服一剂，夜间鼾睡，痰退气舒痛止，病不复发矣。举家欢甚，开筵称庆，求予方，方附后。盖此症因年老血衰，阴虚火炽，煽动胃火，胃火复炽，煽克肺金，母子既不相生，则子母不能和顾。辗转相煽，一身尽为火宅，如何得睡？痰因火盛，如何不填塞胸膈，痛楚叫呼欲绝也？后立一擦牙漱津方，早晨用之，可免服煎药。又令其制滋阴地黄丸服之，以除病根。后令服滋阴种子丸，乃得子。

附：煎方

苏梗（五钱）　石膏（一两，研末）　人参（三钱）　赵苏子（五钱）真黑和胆南星（陈久者良，三钱，得牛胆陈久则不燥）　木香（一钱，另研）　黄柏（五钱，盐水炒三次）

水二碗，煎八分，入姜汁五匙、竹沥一杯服下，神效。盖血少阴虚，药喜润不喜燥，所以见效速。

擦牙漱口津方

石膏（四两，煅过）　青盐（一两，炒）　黄柏（二两，盐酒炒黑色）川椒（炒长汗，云目，云骨，取红末，三钱）　杜仲（二两）

每清晨洗面时，取少许擦牙漱津，呷滚水再漱咽下。滋阴清火，永无痰火之患。

滋阴地黄丸

熟地黄（八两，如法制）　山茱萸肉（四两）　干山药（四两）　白茯苓（三两）　牡丹皮（三两）　泽泻（三两）　黄柏（三两，盐酒炒三次，黑色）　知母（三两，盐酒炒三次，茶合色）

上为末，炼蜜丸，梧子大，空心淡盐汤下三钱。再加麦门冬（三两，去心），五味子（一两五钱），各加味滋阴丸。治痰火甚效，此治本之剂也。

——《妙一斋医学正印种子编·上卷·男科》

【注】此案男子因痰火壅盛，发则哮喘痰塞就诊。自言有医用二陈、瓜蒌、枳实等汤者，或用滚痰丸，或用黄连温胆汤、酸枣仁汤、朱砂安神丸等皆不效。岳甫嘉诊其脉盛，两尺洪大，为大热之象。再问饮食，痰退则食，食则易饥，脉症均提示大热。《素问·上古天真论》云："男子六八，阳气衰

竭于上。"此男子年逾五十，存在阴液的亏虚，痰火之标必然与之联系，又多食易饥，故有胃热。胃属土，本生金，但胃火炽盛，反而克金。由此确定治疗思路，即先清痰火，再去胃火，后滋阴液，而后求子。故岳甫嘉先拟一方，祛除痰火，再缓图其他。方用苏梗、苏子、盐黄柏各五钱，人参、胆南星三钱，木香一钱，石膏一两，水煎后入姜汁五勺，竹沥一杯，事先熬制，待病发时以此药服之，喊叫渐宁，胸胁痛渐减。后立一擦牙漱津方，有石膏四两，盐黄柏二两，川椒三钱，杜仲二两，清晨取少量用以漱口，立方之妙，在于将清胃火之药置于日常，可以渐去胃火，防止火复。后再施以六味地黄丸，滋阴补肾，一者以复阴，一者以降相火。数剂之后，再以滋阴种子方，乃得子。分析此案，诸医痰盛治痰，本为良法，但此处不效，实为标本未分，体现了岳甫嘉对病人整体的分析和病情衍化的透彻了解，由此将病患诸症得以串联，体现了岳甫嘉诊病思维的灵活，更启示我们要灵活运用知识，培养辨证思维。

【原文】一友于正夫人虽有子，后置一妾，宠甚，三年不能成孕，即正夫人熟腹亦不孕，求诊于予。予诊其脉，右关微弱，左尺虚滑，询其病原，谓因劳碌受饥，遂得滑精之症，偶或饥劳，流滑不已，即遇交感，亦软弱之甚，精薄而少。予曰：证果应脉，此乃脾虚不能制水，以致肾虚不能蓄精，艰子之由正坐于此。治宜实脾滋肾，土旺则水自藏，肾充则精自厚，生子可必也。为立一煎方，用四君子加山药、莲肉各三钱，文火煎如稀粥样，日进一剂。王道无近功，服至三十剂，脾渐强，虽遇饥，精滑亦减。复为立一丸方，服不及四两，虽遇饥，精亦不滑矣。盖此友欲验予方，故饥以试之，而果验也。病愈服生精种子丸一料，逾年宠妾生子。

附：煎方

人参（去芦，二钱）　　白术（大炒，二钱）　　白茯苓（去皮，小二钱）
粉草蜜（炙，一钱）　　干山药（烙黄色，三钱）　　莲肉（留皮去心，炒，三钱）河水二碗，煎八分，空心服，渣再煎服。

附：丸方

白茯苓（二两，乳汁晒七次）　干山药（二两，炒）　莲肉（二两）　人参（一两）　厚黄柏（二两，蜜水拌浸炒，再拌浸，再炒，如此五次，以紫金色为度）　白术（二两，饭上蒸，土焙）　砂仁（一两，微焙）　粉草（五钱，蜜炙）

以上末，用沙苑、蒺藜子各四两，微炒为末，以二两入药，以二两煮成膏，和煎药末舂千杵为丸，如梧子大。空心，或清米汤，或淡盐汤下百丸。

——《妙一斋医学正印种子编·上卷·男科》

【注】此案男子病机相对简单，岳甫嘉认为其乃"脾虚不能制水，以致肾虚不能蓄精"，为过劳伤脾，气血耗伤，肾气不固，故得滑精。治宜"实脾滋肾，土旺则水自藏，肾充则精自厚，生子可必也"。其治疗思路，即补脾在先，治肾在中，求子在后。先以四君子汤加山药、莲肉各三钱，补脾为主，稍顾补肾，十剂之后，脾渐强，虽遇饥，滑精亦减。而后自立丸方，药用白茯苓、干山药、莲肉、人参、白术、黄柏各二两，砂仁一两，甘草五钱，沙苑蒺藜二两，以淡盐汤服下，渐渐增加补肾药，并以盐汤引药入肾，服药不及四两，虽遇饥劳，滑精亦止。后以生精种子方，逾年生子。此案之无子，多责之劳，但不论何因，虚寒、便血、饥劳均是与脾虚血亏相关，进而导致肾精失去充养。临床诊治男性疾病，亦多将脾与肾相联系，二者同调，可滋养人之根本。

【原文】一仕宦者，患肾泄无子，每五更辄腹痛，腰间有气撑下，直至肛门，作响一声，一泄如注。始之泄也，或黄或白，或沫或溏，久之而所泄皆黑沫，如泥浆水，此谓之肾败，非但不能得子，且有性命之忧。予为立一丸方，服至半月而泄渐减，服至三月而泄全愈。后服补骨脂丸，加五味子四两，砂仁一两。又服宝精丸，去当归，加补骨脂三两，五味子一两，杜仲三两，一料而生子。

附：丸方

肉豆蔻（四两，粉裹煨）　吴茱萸（二两五钱，汤泡）　补骨脂（三两，盐酒炒）　五味子（三两）　人参（一两）　木香（六钱，不见火）　砂仁（八钱）

上为细末，山药粉三两打糊丸，如梧子大，每服三钱，空腹白汤下。

——《妙一斋医学正印种子编·上卷·男科》

【注】此案男子明显为脾肾阳虚之五更泻，治法本可如上，先治脾，后治肾，但因久泄之后，排泄物为黑沫，黑者主肾病，为肾败表现，故当脾肾同治，甚或治肾为先，以防性命之忧。岳甫嘉诊治思路，以治疗脾肾阳虚五更泻为先，以防肾败加重，而后再固涩肾精，最后求子。故先以四神丸服用半月，泄减之后，再服三月防止复发。后以补骨脂丸温补脾肾，加五味子涩精、砂仁健脾，以求肾精得复，脾气得健。待脾肾强健，施以宝精丸，其中去当归，加补骨脂、杜仲各三两，五味子一两，治后得子。在临床中，医者看到排泄黑沫如泥浆，大多认定肾衰，进行系列常规检查。此举无可厚非，但岳甫嘉诊病给予启示，病证结合，辨证为主，有证方可施药治病，而非紧抓一病，不顾整体，难有成。

【原文】一文学，性嗜读书，尤善属文，每读书至夜半，辄阳精流出，遇作文，两篇犹可，至三篇，未有不精下流者，即偶或不流，其夜未有不梦遗者。年已三十六无子，求治于予。予诊其脉，心火炽盛，下部微弱。此用心太过，心肾不交之症也。予立一煎方，又立一丸方，次第服之。病愈后，服心肾种予丸乃得子。

附：煎方

白茯神（一钱，去木）　麦门冬（一钱，去心）　远志肉（五分，甘草汤制过）　柏子仁（两钱，去油研）　干山药（一钱）　山萸肉（一钱）

第三章 种子之方

怀生地（一钱，酒洗）　黄柏（盐、酒蜜制，黑色，七分）　砂仁（末，三分）　甘草（三分）　水二碗，入圆眼肉五枚去核，灯心二十根，煎八分，调沙苑、蒺藜子微炒，研末一钱。空心临卧各一剂，效甚。

附：丸方

山萸肉（三两）　麦门冬（四两）　远志肉（三两，甘草汤制过）　北五味子（三两）　菟丝子（四两，酒煮，如法制）　干山药（三两）　怀生地（四两，如法制熟，另捣）　白茯苓（三两）　沙苑子（半斤，微焙，四两入药，四两打膏为丸）　黄柏（如法制，四两）　砂仁（二两）　柏子仁（二两，另捣）

上为末，除另捣外入蒺藜膏和匀，如干，加炼蜜打千杵为丸，梧子大。每服，空心淡盐汤下三钱，临卧灯心汤下二钱，服之疾除，效甚。

——《妙一斋医学正印种子编·上卷·男科》

【注】此案男子爱好读书，劳心太多，致使心阴暗耗，心火炽盛，灼伤肾阴，肾阴亏耗则肾之相火妄动，更助心火，故脉诊上实下虚，如岳甫嘉所言："此用心太多，心肾不交之症也。"至夜间，阳气入阴分，更使阴精妄动，故有梦遗。岳氏特立一方清心火、补肾阴，以求交通心肾，心肾同治。方用白茯苓、柏子仁、干山药、山萸肉、怀生地、沙苑蒺藜子各一钱，麦冬、远志各五分，黄柏七分，砂仁、甘草各三分，龙眼肉五枚，灯心草二十根，空心临卧服。嘱先以此方煎汤，再制成丸剂服，待精流已止，再施以心肾种子丸，乃得子。岳甫嘉交通心肾之法，旨在心肾同治，标本兼顾，因机明确，皆为良法。后世医家亦制得多种交通心肾之剂，现代临床亦可选用天王补心丹、交泰丸等方药，先治心肾，再求种子。

【原文】中和种子丸　凡少子者，皆因元禀虚弱，或因色欲过度，以致气血两亏，心肾不交，百病内蚀，不能成育。予立此方，参三焦上下心肾之平，酌五子、六味、十精之妙。不论人之老壮寒热，虔服百日，多至半载，决能成育。经验已多，真种子第一良方也。

菟丝子（拣净水淘，舂去粗皮，用无灰酒煮烂，以丝出为度，捣如泥，为薄饼晒干，磨为末，四两）　白茯苓（三两）　山茱萸（酒拌蒸，取净肉，四两）　怀熟地（取大生地五两，酒洗净，用砂仁末三钱，好酒半斤，拌浸一宿，置瓷器坐砂锅内，隔汤炖黑烂为度，另捣）　怀山药（三两）　枸杞子（甘州者佳，四两）　远志（甘草汤泡，捶去骨取肉，再用甘草汤煮，晒干，二两）　车前子（净，用泔浸蒸，晒干，二两）　覆盆子（去蒂酒蒸，晒干，四两）　麦门冬（三两，去心）　五味子（二两，辽东与北来者佳）　鱼鳔胶（四两，用牡蛎粉炒成珠，去蛎粉）　嫩鹿茸（四两，酥油慢火炙透）　当归身（酒洗，晒干，三两）　柏子仁（去壳，取白净肉，三两，另捣）　人参（三两）　川牛膝（盐酒炒，三两）　沙苑蒺藜（四两，微焙为末，入药，二者煮膏，同炼蜜为丸）　川杜仲（盐酒炒，三两）

上药十九味，除另捣外，磨为极细末，隔汤炼真川蜜为丸。空心淡盐汤下三钱，临卧灯心汤下二钱。百日之后，效难尽述。

附对证加减法于后：阴虚火盛，加盐酒蜜三制炒黄柏、知母各二两；虚寒无火甚，加童便制熟附子、肉桂各一两，或去附桂，加肉苁蓉去鳞膜、巴戟肉、补骨脂盐酒炒，各三两；肥人有痰，加广橘红三两，减熟地二两；瘦人上焦有火，加姜汁炒黄连二两；梦遗滑精，加蜜炙黄柏四两，砂仁末二两，酸枣仁炒香三两。客有议砂仁非固精药者，不知砂仁配黄柏入肾，为封髓丹。盖相使而为用者也。种子之法，要在固精，而涩精之药，尤种子所忌，如龙骨、牡蛎等味，可入治虚损，不入种子方，以涩则施精不全，非求嗣者所宜也。立方之妙，全在加减考订得宜，谨述之以告知者。

——《妙一斋医学正印种子编·上卷·男科》

【注】中和种子丸被岳甫嘉称为种子第一良方，其组方原理是调和三焦，交通心肾，补肾填精，主要参考了五子衍宗丸、六味地黄丸及十精丸立方之

妙。岳甫嘉认为对其先天禀赋不足、色欲太过耗气伤血致气血亏虚及心肾不交等各种原因所致男性不育症均有良效。但临床应用时不能拘泥于原方，应临证加减。对于阴虚火盛患者，加黄柏、知母之类；对于虚寒无火较盛者，加重桂附之品，或加用肉苁蓉、巴戟天、补骨脂；对于体型偏胖，痰湿较重患者，应加用广橘红，减少熟地黄用量，避免滋腻太过；对于体型偏瘦，上焦有火的患者，加用黄连清心降火；对于心肾不交之梦遗滑精的患者，加用黄柏、砂仁、酸枣仁，砂仁虽非固精之品，与黄柏相使为用，黄柏味苦入心，禀天冬寒水之气而入肾，砂仁味辛性温，善能入肾，肾之所恶在燥，而润之者惟辛，砂仁通三焦达津液，能纳五脏六腑之精而归于肾，如《本草纲目》所说，"肾恶燥，以辛润之，缩砂仁之辛，以润肾燥"，两药合用降心火，益肾水，润肾燥。张东扶在《慎斋遗书》注文中说："肾燥不合，四字妙极。凡物润则坚密无缝，燥则破绽有痕。"又说："余因慎斋肾燥不合之语，因思滑精一证，理亦同情。"那么两药合用治"肾不合"所致滑精，就是"固精之要药"。而男子种子之法，重在固精，龙骨、牡蛎涩精之类，可致施精不全，可以用治男子虚劳而不能用治男性不育症。

【原文】河车种子丸　河车即胎胞也，得男女交媾之气，赖命门之火，结以成形而育胎。火能生物，于种子尤为亲切。予定此方，凡男子，气血两虚、阳衰精薄者，服之举子，屡有成效。方内用肉桂、白术、陈皮者，正取火土相生之义也。

当归（酒洗，二两）　山茱萸（去核，四两）　补骨脂（盐酒浸炒，三两）　天门冬（去心，二两）　麦门冬（去心，三两）　生地（酒洗，三两）　人参（二两）　枸杞子（真甘州者佳，三两）　菟丝子（酒蒸炒，四两）　熟地（如法制，捣烂，三两）　山药（三两）　覆盆子（酒蒸，三两）　五味子（一两）　巴戟（去心，酒浸，二两）　川牛膝（盐酒炒，二两）　川黄柏（盐酒蜜三制炒，一两五钱）　白茯苓（二两）　锁阳（酒洗，酥炙，二两）　白术（土炒，二两）　陈皮（一两）　杜仲（去皮，盐酒炒，去丝，二两五钱）　肉桂（童便制，五钱）。

上共为末，紫河车一具，头生男子者，水洗净，挑去筋膜，挤去紫血，用米泔漂数次，仍以酒洗过，盛瓷瓶内，入酒一小杯，封口，重汤煮烂，捣如泥。须不生疮疾洁净妇人者佳。入前药末共捣，炼蜜丸桐子大，每服百丸，空心温酒或盐汤下。

——《妙一斋医学正印种子编·上卷·男科》

【注】河车种子丸以紫河车为君药，紫河车即人胞衣、胎衣，由父精母血相合而成，蕴命门之火，有补肾益精、益气养血之功，为气血有形之品，配伍肉桂、白术、陈皮，取脾肾同补之意。主要用治气血亏虚，阳精衰惫所致男性不育症。

【原文】斑龙种子丸　蜀中道人云：尾闾不禁沧海竭，九转神丹都慢说，惟有斑龙顶上珠，能补玉堂关下血。斑龙珠即麋鹿角也。鹿性善交，多寿多子。予定此方，于中年以后无子者，最为得力，能理百病、养五脏、补精髓、壮筋骨、益心志、安魂魄、乌须鬓、驻颜色，益寿多男。

鹿角十斤，截半寸长，浸七日。用淫羊藿一斤，当归四两，黄蜡二两，如法熬去渣成胶，角焙燥，霜听用。

鹿角胶（一斤）　鹿角霜（半斤）　天门冬（去心，四两）　麦门冬（去心，四两）　黄柏（盐酒炒褐色，三两）　知母（去毛，盐酒炒，三两）　虎胫骨（酥炙，三两）　龟板（去裙，酥炙，三两）　枸杞子（甘州者，四两）　干山药（四两）　肉苁蓉（酒洗去浮甲、白膜，晒干，四两）　茯苓（去皮，四两）　山茱萸（净肉，四两）　破故纸（盐酒炒，四两）　生地（酒洗，四两）　当归（酒洗，四两）　菟丝子（酒煮捣成饼，焙干，六两）　熟地（制如法，四两）　白芍（酒炒，三两）　牛膝（去芦，盐酒炒，三两）　杜仲（盐酒炒，去丝，三两）　人参（去芦，三两）　白术（土炒，

三两）　五味子（一两）　酸枣仁（炒，一两）　远志（甘草汤浸，去骨皮，各二两）　砂仁（一两）

共为末，炼蜜，化鹿角胶，丸桐子大。每服百丸，空心淡盐汤或酒下。

按：龟板、龟胶不宜单用。盖龟性不交，与牝龟水相视而得孕。《子语》云：龟龟相顾，神交也；鹤鹤相唳，气交也。故龟板、龟胶，仙家修炼之药。种子家配虎胫、鹿胶得阴阳之义可用。若单用，能痿阳寒精，交不成孕，不可不知。

——《妙一斋医学正印种子编·上卷·男科》

【注】岳甫嘉创立斑龙种子丸取自斑龙丸，即茸珠丸。据载，西蜀药市中常有黑发朱颜道人，对酒高歌，厉声曰："尾闾不禁沧海竭，九转仙丹都慢说，唯有斑龙项上珠，能补玉堂关下血。"即货此药。朝野遍传，一名斑龙丸。"尾闾不禁"即精关驰而不固，此处借指房劳过度；"沧海"，原意大海，此处喻指肾脏；"斑龙项上珠"即是指鹿茸。鹿茸药性甘、咸、温，入肝、肾经，具有补肾壮阳、生精益血、补髓健骨之功。诗中的意思是：由于房劳过度引起的肾精亏虚，想要补起来就算是九转的灵丹都会比较慢，唯有用鹿茸丸，能够补精益血。斑龙种子丸同样以鹿茸为君药，具有理百病、养五脏、补精髓、壮筋骨、益心志、安魂魄、乌须鬓、驻颜色、益寿多男的作用，最适于中年男性肾精亏虚以致不育者。现代社会，随着生活条件的提高及国家政策的变化，欲生育二胎的中年男性渐多，而其生殖机能随年龄增长已出现下降趋势，临床常表现为少精子症及弱精子症，对于此类患者辨证符合肾精不足者，最宜使用此方。

【原文】通真延龄种子丹　一名腽肭脐丸，阳痿无火，服之立起。

五味子（二两）　山茱萸（四两）　菟丝子（四两）　砂仁（二两）　车前子（二两）　巴戟天（四两）　甘菊花（二两）　枸杞子（四两）　生地黄（五两）　熟地黄（五两）　海狗内、外肾（各一副，如无，即本地黑狗或黄狗内、外肾各一副，酥炙）　怀山药（三两）　天门冬（二两）　麦门冬（三两）　柏子仁（二两）　鹿角霜（二两）　鹿角胶（四两）　人参

（二两）　黄柏（一两半，制）　杜仲（三两）　肉苁蓉（四两）　覆盆子（三两）　没食子（二两）　紫河车（二具）　何首乌（三两）　牛膝（三两）　补骨脂（二两）　胡桃肉（二两）　鹿茸（二两）　沙苑蒺藜（四两，二两炒磨入药，二两磨粉打糊）

为末，同柏子仁、胡桃肉泥、蒺藜糊、酒化鹿角胶炼蜜和丸如梧桐子大。每服四钱，空心饥时各一服，龙眼汤、淡盐汤、寒天好酒任下三四钱。

——《妙一斋医学正印种子编·上卷·男科》

【注】腽脐即海狗肾，通真延龄种子丹又名海狗肾丸，温肾壮阳，填精补髓，主要用治男性勃起功能障碍所致男性不育症。

【原文】心肾种子丸　种子者，贵乎肾水充足，尤贵乎心火安宁。乃今之难嗣者，皆责乎肾水之不足，而不咎乎心火之不宁，何也？肾精之妄泄，由乎心火所逼而然。盖心为君火，肾为相火，而相火奉行君火之命令焉。是以无子者，其病虽在于肾，而责本在于心。今定心肾一方，固本保元，生精养血，培复天真，大补虚损，益五脏而除骨蒸，壮元阳而多子嗣。充血脉，强健筋骸，美颜色，增延龄算，聪明耳目，玄润发须。真王道这奇方，难尽述其功效之妙也。

何首乌（赤白鲜者各半斤，米泔洗净，用竹刀切片，分四制，用砂锅柳木甑蒸黑芝麻、羊肉、酒、黑豆，各蒸一次晒干）　怀生地（酒洗）　麦门冬（去心）　天门冬（忌铁，去心）　怀熟地（用生者，酒洗净，砂仁拌，酒浸，隔汤煮黑烂）　怀山药（炒褐色）　白茯苓（人乳拌蒸）　赤茯苓（牛乳拌蒸）　枸杞子　人参（去芦）　鹿角胶（熔化，各四两）　白芍药（酒炒）　锁阳（酥制）　酸枣仁（炒）　五味子　牛膝（盐酒炒）　牡丹皮　龟板（去裙，酥制）　当归（酒洗）　泽泻（去毛）　黄连（酒炒金色）　菟丝子（酒煮）　黄柏（盐、酒、蜜拌炒三次，金色，各二两）

上为末，隔汤炼蜜丸，如梧子大，空心淡盐汤下三四钱。按：心藏血，肾藏精，精血充实，乃能育子。但心肾之药，最难配合。夫心恶热，肾恶燥，治宜清热润燥。予具此方，寒热不偏，君臣不紊，中和滋补之剂。欲广嗣者，宜修合常服之可也。阳痿无火者，去连柏加苁蓉、杜仲各二两。

——《妙一斋医学正印种子编·上卷·男科》

【注】因肾精容易耗伤，故岳甫嘉注重保养肾精，提出心火安宁对于求嗣种子更加重要。《景岳全书》也提到"精之藏制虽在肾，而精之主宰则在心，故精之蓄泄无非听命于心"。《黄帝内经》认为心为君主之官，人的精神活动与心相关。在中医五行理论中，心属火，肾属水，心与肾的关系体现于心火下降使肾水不寒，肾水上济使心火不亢。朱丹溪在《格致余论·阳有余阴不足论》中论述"（肝肾）二脏皆有相火，而其系上属于心……为物所感则易动，心动则相火亦动。动则精自走，相火翕然而起，虽不交会，亦皆暗流而疏泄矣"。完整的性活动取决于性欲的产生，包括副交感神经控制的勃起功能、交感神经系统负责的射精过程，并依赖于输精通道调畅、各附属性腺的正常分泌等。人的精神、神经共同参与其中，任何一个环节出现问题都会导致男性不育。岳甫嘉书中成效举略部分记录八篇医案，有三篇从治心肾入手，可见从心肾论治是岳甫嘉非常重视的求嗣种子思路。基于此所创立之心肾种子丸，寒热不偏，君臣不紊，乃中和滋补之剂，既能补肾填精，尤可清热润燥，意欲求子者可以长期服用。

【原文】广嗣既济丸 宁心神，养气血，益精髓、壮腰膝，润肌肤，悦颜色，清耳目，乌须发，通和脏腑，延年广嗣，大有神效。

人参（八两） 天门冬（四两） 麦门冬（四两） 柏子仁（四两） 酸枣仁（四两） 远志肉（四两） 菟丝子（八两） 白茯苓（八两） 甘枸杞（八两） 生地黄（四两） 熟地黄（四两） 牡丹皮（四两） 当归（四两） 五味子（二两） 沙苑蒺藜（八两） 山茱萸肉（四两） 山药（四两） 石斛（二两） 牛膝（四两） 虎胫骨（二两） 甘菊花（二

两）　石菖蒲（一两）　杜仲（四两）　破故纸（三两）　肉苁蓉（二两）　鹿角胶（八两）　玄武胶（八两）

上二十七味，炮制如法，共为末。研入柏子仁、玄鹿二胶，用好酒熔化，和炼蜜为丸，如梧桐子大。每晚用秋石白滚水送下三钱，好酒下亦可。

——《妙一斋医学正印种子编·上卷·男科》

【注】广嗣既济丸为岳甫嘉求嗣种子从心肾论治的又一代表方剂，具有宁心神、养气血、益精髓、壮腰膝、润肌肤、悦颜色、清耳目、乌须发、通和脏腑、延年广嗣之效。

【原文】补心滋肾丸　此方和平简净，不拘老壮可服，有火者更宜。

麦门冬（六两）　鳖甲（六两，醋炙透）　五味子（四两）　怀生地（八两，隔汤炖如法）　山茱萸（四两）　牡丹皮（三两）　白茯苓（三两，拌人乳晒至六两）　天门冬（四两）　杜仲（去皮切片，酥炙，六两）　黄柏（四两，三制如法）　砂仁（二两）　甘草（一两）　怀山药（四两）　柏子仁（八两，拣净酒蒸，另研细如泥）　车前子（三两）　菟丝子（净末，八两）　枸杞子（去枯者，八两）　远志肉（三两）　牛膝（四两）

炼蜜为丸。空心白汤服五钱。

——《妙一斋医学正印种子编·上卷·男科》

【注】补心滋肾丸又名养阴凉血补心滋肾丸，该方也是取心肾论治之法立方，但是较心肾种子丸及广嗣既济丸更加平和，无论老少均可以服用，更适宜于阴虚火旺的患者。

【原文】滋阴壮阳丹　此方阴阳两补，种子神验。

熟地（用淮生地酒蒸九次，晒九次，四两）　石菖蒲（五钱）　远志（甘草水浸，去心，一两）　淮山地（二两）　五味子（七钱）　肉苁蓉（酒浸洗，去鳞甲、白膜，二两）　菟丝子（酒浸，炒，二两）　牛膝（酒浸，一两）　巴戟（去心，酒浸）　续断（酒浸洗）　茯苓（去皮）　益智仁（去皮）　黄柏（盐酒炒）　知母（酒炒，各一两五钱）　破故纸（盐酒炒）　枸杞子　山茱萸（净肉）　杜仲（去皮，盐酒炒，断丝）　沙蒺藜（炒，各二两）　人参　虎胫骨（酥炙，各一两）

上为末，炼蜜丸桐子大。每服百丸，空心盐汤下。

——《妙一斋医学正印种子编·上卷·男科》

【注】此方为岳甫嘉所立之种子专方，具有滋阴壮阳、阴阳双补之效，无论阴虚、阳虚及阴阳两虚均可使用。

【原文】固本健阳种子丹　凡人无子，多是精血清冷，或禀赋薄弱。间有壮盛者，亦是房劳过甚，以致肾水欠旺，不能直射子宫，故令无子。此方培养元神，坚固精血，暖肾壮阳，虽老年服之，必连举子，经验神效。

菟丝子（酒煮，三两）　白茯神（去皮木）　山药（酒蒸）　牛膝（去芦，酒洗）　杜仲（酒洗，去皮，酥炙）　当归身（酒洗）　肉苁蓉（酒浸）　五味子（去梗）　益智仁（盐水炒）　嫩鹿茸（酥炙，以上各二两）　熟地（酒蒸）　山茱萸（酒蒸，去核，各六两）　川巴戟（酒浸，去心，四两）　续断（酒浸）　远志（制）　蛇床子（炒去壳，各三两）　人参（三两）　枸杞子（六两）

上为末，炼蜜为丸和梧桐子大。每服百丸，空心盐汤送下，酒亦可，临卧再进一服。若妇人月候已到，此是种子期也。一日服三次尤效，无火者更宜。

——《妙一斋医学正印种子编·上卷·男科》

【注】凡病无子之人，多是由于精血清冷。可因先天禀赋不足，亦可由后天房劳过度，肾精亏耗所致。该方具有培养元神、坚固精血、温肾壮阳之效，尤适用于肾阳不足之人。

【原文】壮阳种子丹　治尺脉微弱，阳痿不举，虚寒无火者宜此。

熟地　枸杞子（各两半）　牛膝（俱酒洗）　远志肉（甘草汤煮）　怀山药（炒）　山茱萸　巴戟（去骨，酒蒸）　白茯苓　五味子　石菖蒲　楮实子　肉苁蓉（酒洗，去鳞甲，去心中白膜）　杜仲（盐酒炒）　茴香（盐水炒，各一两）　冬加肉桂（五钱，童便拌晒三次）

上为末，炼蜜和枣肉，空心温酒淡盐汤任下。

——《妙一斋医学正印种子编·上卷·男科》

【注】壮阳种子丹，顾名思义具有温肾壮阳之效，主要适用于命门火衰、勃起功能障碍所致之男性不育症，临床脉象多可见尺脉微弱。

【原文】补阴种子丸　治尺脉虚浮洪数，精元不固，虚人有火宜此。

黄柏（半斤，盐酒蜜炒黑色）　知母（盐酒炒）　熟地黄（各三两）　白芍药（酒炒）　牛膝（酒洗）　陈皮　锁阳（酥制）　当归（酒洗，各二两）　虎胫骨（酥制一对）　龟板（酥制，四两，冬月加干姜五钱，炒黑）

上为末，酒煮羊肉糊丸，空心盐汤任下。

——《妙一斋医学正印种子编·上卷·男科》

【注】补阴种子丸取自补阴丸，主要适用于精元不固、肾阴亏虚、虚火旺盛之不育症患者，患者可见两尺脉虚浮洪数。

【原文】滋阴种子丸　男子有精亏无子者，非此药不能填补，服至百日，大有奇效。阴虚有火者宜此。

知母二两（去毛皮为末，一两；乳汁浸透，一两；黄酒、盐浸透，晒干，炒赤色）　天门冬（去心，二两）　麦门冬（去心，二两）　黄柏（二两，去粗皮为末，一两乳汁浸透，一两黄酒、盐浸透，晒干炒赤色）　熟地黄（黄酒煮，捣如泥，即和众药二两）　桑椹子（二两）　菟丝子（酒煮，晒干，二两）　生地黄（黄酒洗过，与熟地黄总捣一处，二两）　何首乌（黑白二色均用，同黑豆煮二次，去皮晒干，二两）　枸杞子（一两五钱）　干山药（一两）　牛膝（去芦，二两）　黄精（二两，对节生者真，酒蒸熟，与熟地捣为一处）　辽五味（五钱）　白茯苓（去皮，去红丝，一两）　柏子仁（水浸一日，连壳水磨成浆，绢袋滤汁去壳，掠取水面浮油，去水，存结底者晒干，一两）

以上十六味为细末，炼蜜丸桐子大，每早七八十丸淡盐汤下。

——《妙一斋医学正印种子编·上卷·男科》

【注】此为岳甫嘉治疗肾阴亏虚所致男性不育症之另一验方，效可填补肾精亏虚，阴虚火旺证患者更加适合，坚持服用后必有奇效。

【原文】延龄护宝丹　补元气，壮筋骨，固精健阳。老年无子宜服，无火者最宜。

菟丝子（酒煮，捣，焙干为末，三两）　苁蓉酒（洗去甲膜，三两，再用酒二斤浸半时，取起焙干听用）　韭子（四两，用枣二者煮熟，去枣，将韭子再用酒浸一宿，焙干用，三两）　木香（半两）　蛇床子（三两，用枣二两煮熟，去枣用二两）　白龙骨（一两，用茅香一两同煮一日，去香，绵裹酒浸一宿）　晚蚕蛾（全者二两，炙）　鹿茸（一两，酥炙黄）　桑螵蛸（一两，炒脆）　莲实（炒）　干莲蕊　葫芦巴（各一两）　乳香（另研）　丁香（各半两）　麝香（一钱，另研）

除乳香、麝香、菟丝子末外，十二味同为末。将前菟丝子末，用前浸药酒二斤，文武火熬至一斤，入荞面二匙搅匀。次下乳香、麝香等，不住手搅，熬如稠糊。放冷和药，如硬再入酒少许，捣千余下，丸桐子大。每服五十丸空心酒下，单用龙骨只此一方。

——《妙一斋医学正印种子编·上卷·男科》

【注】该方具有补元气、壮筋骨、固精健阳之功，适用于中老年男性肾阳

虚衰无子之人。

【原文】宝精丸　专能种子，添精补髓，滋阴壮阳，临炉坚久，健步明目益年，其功不能尽述，无火者相宜。

白亮鱼胶（八两，切作短块，用牡蛎八两炭火煅过，研末同炒，须要炒得熟，不可焦黑，黄色为度，去末不用，将胶听磨）　山药（四两）　人参（二两，虚甚加一两）　沙苑蒺藜（八两，酒洗去衣，竹刀切开去白膜）　白茯苓（四两，去皮切片，人乳拌晒三次）　牛膝（三两，去芦择粗壮者切碎，酒拌微炒）　甘州枸杞（四两，去蒂与枯者，乳汁拌晒干，如此者五次）　鹿胶（二两）　菟丝子（三两，水淘净，酒蒸熟，捣烂晒干）　山茱萸肉（四两，酒拌烘干）　当归（二两，去芦尾，取明亮者，酒洗切片晒干，微炒）

以上十三味共为末，炼蜜为丸如梧桐子大。每服三钱，早晚淡盐汤送下。

——《妙一斋医学正印种子编·上卷·男科》

【注】本方亦为岳甫嘉种子专方之一，专能种子，添精补髓，滋阴壮阳，健步明目益年，治疗男子精血不足，阳痿不育，临床运用以形体衰弱，面色萎黄，精液量少，精子活力差，或性欲淡漠，阳痿早泄，射精无力，心悸多梦，头晕耳鸣，或潮热盗汗，腰膝酸软等为辨证要点。

【原文】生精种子奇方　凡梦遗滑泄，真精亏损者，服之神验，有火者相宜。

沙苑蒺藜（八两，微焙，四两为末入药，四两为膏入蜜）　川续断（酒蒸，二两）　菟丝子（三两，酒煮见丝）　山茱萸肉（生用）　芡实粉（生用）　莲须（生用，各四两）　覆盆子（生用）　甘枸杞子（各二两）

上末以蒺藜膏同炼蜜和丸，如梧桐子大，每服四五钱，空腹淡盐汤下。

——《妙一斋医学正印种子编·上卷·男科》

【注】生精种子奇方，即生精种子丸，主治所有遗精、滑泄等引起的真精亏损所致的男性不育症。阴虚火旺证患者适宜服用。

【原文】补骨脂丸　凡精寒精清，及老年人阳虚无火者，服之举子神验。有火者忌之。

真合州补骨脂（沉实者一斤，以食盐四两入滚汤乘热浸一宿，晒干次用）　杜仲（去皮，酒炒去丝，四两，煎浓汤浸一宿，晒干次用）　厚黄柏（去皮，蜜炙，四两，煎浓汤浸一宿，晒干后用）　鱼胶（半斤，剪碎炒成珠）。

将补骨脂炒香，同鱼胶珠磨细末，将胡桃肉去皮半斤捣如泥，盛以锡盆蒸之。取油和末，置加炼蜜捣和，丸如梧子大。空心用三钱白汤或淡盐汤下，晚间或饥时更一服尤妙。

——《妙一斋医学正印种子编·上卷·男科》

【注】补骨脂丸主治脾肾阳虚所致之精液清冷，以及年老阳气亏虚所致之男性不育症，临床可表现为少精子症、弱精子症及阳痿、早泄等。该方阴虚火旺者忌用。

【原文】千金种子丹　此方服之，令人多子。并治虚损梦遗，白浊脱卸。

沙苑蒺藜（出同州形如羊肾，如蚕种，而细焙时香如天池茶者真。取末四两，再以重罗罗极细末，四两）　莲须（四两，极细末，金色者固精，红色者败精）　山茱萸（极细末，四两，须得一斤，用鲜红有肉者佳，去核取肉，制末）　覆盆子（南者佳，去蒂、取细末，四两）　金樱子（去刺核一斤熬膏，约四两）　鸡头实（五百个，去壳，要大小不一者，取细末，四两）

上用伏蜜一斤炼，以纸粘去浮沫，数次无沫，滴水中成珠。先以金樱膏和匀前药末入炼蜜，石臼内捣千余下，丸如豌豆大。每服三十丸，空心盐汤下，忌欲事二十日。此药延年益寿，令人多子，不可尽述。

——《妙一斋医学正印种子编·上卷·男科》

【注】该方主治虚损、梦遗、白浊，具有延年益寿、种子的作用，服用时应注意禁性生活二十日。

【原文】金锁思仙丹　治男子色欲过多，精气不固，梦遗滑脱，无子。

莲花蕊（十两，忌地黄、蒜）　石莲子（十两，沉水者佳，去内青心，取粉）　鸡头实（十两，晒干，捣取净粉）

以上金樱子三斤，取霜后半黄者木臼中杵却刺，擘为片，去子，水淘净捣烂，入砂锅水煎不绝火，约水耗半，取出滤过，重煎如稀饧。入前药末，和丸桐子大。每服五十丸，空心盐汤下。一月不走泄，候女人月信住，取车前子一合水煎，空心服之，一交感即孕，平时忌葵菜、车前子。

按：牡蛎、龙骨涩黏肠胃，多服久服，每酿成瘀热之症。即当时交合，亦虑施精不全。此方气味虽涩，不粘肠胃，故用以固精。况交感之先，服车前子为利导，自无施精不全之患，立方之妙如此。

——《妙一斋医学正印种子编·上卷·男科》

【注】金锁思仙丹所治男子纵欲过度所致之精关不固、遗精滑泄之男性不育症。方中没有使用龙骨、牡蛎之品是因为其"涩黏肠胃，多服久服，每酿成瘀热之症"，所取之药性味虽亦涩，然取其固精之用而非涩精之用，并于服用之前以车前子为利导，避免了治疗滑精遗泄所致男性不育症时固涩精液却致施精不全，从而影响种子的可能。

【原文】柏鹿种子仙方　凡心肾不交，阳虚精薄者，服之神验。

柏子仁（去油者，好酒浸一宿，砂锅上蒸，捣烂如泥）　鲜鹿茸（火燎去毛，净酥炙透，如带血者，须慢火防其皮破血走也，切片为末，等分）

和柏子仁泥捣极匀，加炼蜜丸如梧桐子大。每服空心三钱淡盐汤下，服至一月后，敛虚汗、兴阳道、宁神益髓，功难尽述，真仙方也。

——《妙一斋医学正印种子编·上卷·男科》

【注】柏鹿种子仙方为岳甫嘉求嗣种子从心肾论治的又一代表方剂，具有敛虚汗、兴阳道、宁神益髓之效，治疗由心肾不交，肾阳虚衰，精液清冷所致之男性不育症患者。

【原文】巨胜子丸　治右尺命脉虚微欲脱，阳痿不举，老年无火者宜服。

熟地（酒蒸，四两）　生地（酒洗，四两）　杜仲（盐酒炒，三两）　赤白何首乌（刮去皮，黑豆蒸，勿犯铁器，四两）　牛膝（去皮，同何首乌蒸，三两）　天门冬（去心，三两）　枸杞子（四两，研）　苁蓉（酒洗去甲膜，三两）　小茴香（盐酒浸炒，一两）　巨胜子（四两，酒蒸捣）　菟丝子（酒煮，捣成饼，晒干，四两）　白茯苓（去皮，三两）　柏子仁（三两，捣）　楮实（三两，酒蒸）　酸枣仁（三两，炒）　破故纸（三两，盐酒炒）　巴戟（三两，去骨，酒蒸）　北五味（一两）　覆盆子（去蒂，酒蒸，三两）　山药（三两）　续断（酒洗，三两）　鸡头子（三两）　川椒（炒去汗，用三两）　葫芦巴（一两）　莲花蕊（二两）　韭子（一两）　麦门冬（去心，三两）

上为末，炼蜜丸桐子大。每服百丸，空心温酒下或淡盐汤下。

原方有天雄、木香，无杜仲、麦门冬、小茴香。

——《妙一斋医学正印种子编·上卷·男科》

【注】巨胜子丸功能温肾壮阳，益肾固精，主治右尺命脉虚微欲脱，阳痿不举，年老肾阳虚衰患者尤宜服用。

【原文】五子衍宗丸　男服此药，添精补髓，疏利肾气。不问下焦虚实寒热，服之自能平秘，旧称古今第一种子方。有人世服此药，子孙蕃衍，遂成村落之说。后人用之殊验。

甘州枸杞子　菟丝子（酒蒸，捣成饼，各八两）　辽五味子（二两）　覆盆子（四两，酒洗去目）　车前子（酒蒸，二两）

上五品，俱择道地精新者，焙晒干，共为细末，炼蜜丸如桐子大。每服空心九十九，上床时五十九，白沸汤或盐汤送下，冬月用温酒送下。修合日，春取丙丁巳午；夏取戊己辰戌丑未；秋取壬癸亥子；冬取甲乙寅卯，忌师尼鳏寡之人及鸡犬六畜见之。

——《妙一斋医学正印种子编·上卷·男科》

【注】 五子衍宗丸被称为"古今第一种子方"，具有填精益髓、疏利肾气之效，不论下焦虚实寒热，均可服用，服之令人多子。

【原文】 十子丸　四明沈嘉则无子，七十外服之，连举子。

槐角子（和何首乌蒸七次）　覆盆子　枸杞子（去枯者及蒂）　桑椹子　冬青子（四味共蒸，各四两）　菟丝子（制去壳，酒蒸）　柏子仁（酒浸蒸）　没石子（照雪公制）　蛇床子（蒸）　北五味子（去枯者，打碎蜜蒸，以上各二两）

上为末，炼蜜丸如梧桐子大。每服五六十丸，空心淡盐汤下，干点心压之。

——《妙一斋医学正印种子编·上卷·男科》

【注】 十子丸可以滋补五脏，填精补血，治疗诸虚损所致之不孕不育、早泄梦遗、精神恍惚、五痔七疝。

【原文】 加味七子丸

菟丝子（淘洗，酒蒸）　川牛膝（去芦，酒蒸）　麦门冬（去心，酒蒸）　山茱萸（取肉）　原蚕蛾　五味子（各一两三钱）　蛇床子（酒蒸，一两六钱）　车前子（淘洗，一两七钱）　大甘草（炙，一两）　沙苑蒺藜子（马乳浸蒸）　覆盆子（各二两二钱）　补骨脂子（二两二钱，淘洗，炒）　肉苁蓉（二两五钱，酒浸，去鳞膜）

肾虽属水，不宜太冷，精寒则难成孕，如天地寒凉，则草木必无萌芽也。

第三章 种子之方

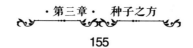

此方极意斟酌,不寒不热,得中和之理。修合服之,如一阳初动,万物化生,二三月后,必孕成矣。前药俱焙干锉碎为末,炼蜜丸如桐子大。每服三十丸或四十丸,淡盐汤送下,早晚皆服。

——《妙一斋医学正印种子编·上卷·男科》

【注】肾虽为水脏,然亦不宜太过寒凉,否则易致精寒不育。基于此岳甫嘉创立该方,"不寒不热,得中和之理",治疗男性不育症最为稳妥。

【原文】聚精丸

黄鱼鳔胶(白净者一斤,陈年者佳,切碎,用蛤粉炒成珠,以无声为度) 沙苑蒺藜(八两,马乳浸两宿,隔汤蒸一炷香久,取起焙干)

上为末,炼蜜丸如梧子大。每服八十丸,空心温酒、白汤任下,忌食鱼及牛肉。一方加当归酒洗晒干,四两。

——《妙一斋医学正印种子编·上卷·男科》

【注】聚精丸具有补益肝肾、涩精止遗之效,主治肾虚封藏不固,梦遗滑精,阳痿无子。

【原文】十精丸 精寒阳痿无子者,服此药效。

枸杞子 甘菊花 菟丝子(酒煮,捣成饼,各二两) 山茱萸(去核) 天门冬 白茯苓(各三两) 淮生地(用生者,酒蒸九次,四两) 肉苁蓉(酒洗,去鳞膜,浸一宿,两半) 肉桂 汉椒(去目,各一两)

上为末,红铅丸桐子大。每服三十丸,空心盐酒下。

——《妙一斋医学正印种子编·上卷·男科》

【注】十精丸又名保真丸,出自《元和纪用经》,有温平补益、大补虚冷、接引真气之功。适用于精液清冷,阳痿早泄所致之男性不育症。

【原文】青娥丸 治肾虚腰痛,不能成育。

补骨脂（盐酒浸炒）　　川萆薢（童便浸一宿，炒）　　杜仲（盐酒炒断丝）　　牛膝（盐酒炒，各四两，共为末）　　胡桃肉（去皮，另捣，八两）

上共捣入炼蜜为丸，空心酒或木香汤或淡盐下三四钱。董廉宪五十无子，服此一年，联举二子。肾气虚寒者，服原方。

腰者肾之府，水火之司，有生之根也。善调之，则根固而枝叶茂；不善调之，则根枯而枝萎。治腰必治肾，得生生之源也，故能种子。肾虚有火者加黄柏二两，盐酒炒黑色，知母盐酒炒茶合色二两。

——《妙一斋医学正印种子编·上卷·男科》

【注】肾虚精亏，腰府失养，不荣则痛。肾藏精而主骨，肝藏血而主筋，肝肾亏虚，腰膝失养，则见腰背酸软，起坐不利，膝软乏力；肾之华在发，肾精不足，须发失荣则早白；精虚日久，精关不固，则阳痿早泄，治宜补肾强腰之法。

青娥丸可治疗肾虚精亏引起的肾虚腰痛，不能成育。类似作用的还有太安堂药业生产的麒麟丸，适用于肾虚精亏，血气不足，腰膝酸软，倦怠乏力，面色不华，男子精液清稀，阳痿早泄，女子月经不调，或男子不育症、女子不孕症见有上述证候者。丸者，缓也。男性不育症服药周期往往较长，不能速去，宜丸药缓图之。

【原文】仙茅酒　治男子虚损，阳痿不举。

仙茅（四两，米泔浸，去赤水，晒干）　　淫羊藿（四两，洗净）　　五加皮（四两）　　龙眼肉（百枚，去核）

上用无灰好酒十八斤，浸三七日取服，兼服葆真丸殊有奇效。

——《妙一斋医学正印种子编·上卷·男科》

【注】仙茅酒主治男子虚损，阳痿不举所致之男性不育症。

【原文】葆真丸　专治九丑之疾。言茎弱而不振，振而不丰，丰而不循，循而不实，实而不坚，坚而不久，久而无精，精而无子，谓之九丑之疾。此药补十二经络，起阴发阳，能令阳气入胸，安魂定魄。开三焦积聚，消五谷，进食。强阳益精，安五脏，除心中伏热。强筋骨，轻身明目，去冷除风，无所不治。此药平补，多服常最妙，虽七十岁老人服之，尚能育子。

鹿角胶（半斤，锉作豆大，就用鹿角霜拌炒成珠，研细）　杜仲（去粗皮切碎，用生姜汁一两，同蜜少许，拌炒断丝，三两）　干山药　白茯苓（去粗皮人乳拌，晒干凡五七次）　熟地黄（各二两）　菟丝子（酒蒸捣焙）　山茱萸肉（各一两五钱）　北五味子　川牛膝（去芦，酒蒸）　益智仁（去壳）　远志（甘草煮去骨）　小茴香（青盐三钱同炒）　川楝子（去皮核，取净肉，酥炙）　川巴戟（酒浸去心，以上各一两）　破故纸（盐酒浸一宿，晒干）　胡芦巴（同故纸入羊肠内煮，焙干，各一两）　柏子仁（去壳，另研如泥，半两）　川山甲（切碎，土焙成珠）　沉香（各三钱）　全蝎（去毒，一钱半）

上件各制为极细末。以好嫩肉苁蓉四两酒洗净，去鳞甲皮垢，开心有黄白膜亦去之。取净二两好酒煮成膏，同炼蜜和前药末捣千余下，丸如桐子大。每服五十丸，淡秋石汤、温酒任下，以干物压之，渐加至百丸。服七日，四肢光泽，唇脸赤色，手足温和，面目滋润。又能消食理脾，轻身和气，语言清亮，是其效也。

——《妙一斋医学正印种子编·上卷·男科》

【注】葆真丸"补十二经络，起阴发阳，能令阳气入胸，安魂定魄。开三焦积聚，消五谷，进食。强阳益精，安五脏，除心中伏热。强筋骨，轻身明目，去冷除风，无所不治"。岳甫嘉用其"专治九丑之疾"，症见阴茎勃起困难，或勃起不坚，或坚而不久，或虽久而无精或精冷精弱以致男性不育症患者。

【原文】种子延龄酒　和气血，养腑脏，助劳倦，补虚损，乌须发，清耳目,固齿牙。久服返老还童,延年种子。

生地黄(二两) 熟地黄(二两) 天门冬(二两) 麦门冬(二两) 当归(二两) 南芎(一两) 白芍药(一两五钱,炒) 人参(五钱) 白术(二两,土炒) 白茯苓(二两) 何首乌(同黑豆蒸干片,二两) 牛膝(二两,盐酒炒) 杜仲(二两,盐酒炒) 枸杞子(二两,研碎) 巴戟(净肉蒸过,二两) 肉苁蓉(酒洗去甲膜,二两) 远志肉(一两,甘草汤制过) 石菖蒲(五钱) 破故纸(一两,盐酒炒) 山茱萸(一两,去核净肉) 石斛(一两,盐酒蒸晒) 甘菊花(一两,去蒂净) 砂仁(五钱,研末) 木香(五钱,锉末) 虎胫骨(二两,酥炙) 龟板(二两,酥炙) 陈皮(一两) 柏子仁(去壳净肉,一两研) 酸枣仁(炒,一两研) 小茴香(盐酒炒,一两) 大枣肉(二两) 龙眼肉(一两) 青盐(一两) 胡桃肉(一两) 生姜(一两) 灯心(一两)

虚人有火,加盐酒炒黄柏、知母各二两。上㕮咀制如法,将药入坛内,用无灰酒四十斤煮三炷香取起。坐水缸内,频频换水,浸三日夜,倾绢袋内滤清。将药渣不用。将酒合一处埋土中三日,去火毒。每早晚或饥时量饮三五杯,其功不能尽述。清明后,霜降前,药不必煮,止将酒浸二十一日后取饮。其药渣晒干,焙燥为末,炼蜜为丸,将前酒下药甚妙。此方斟酌和平,无燥烈之味,较之刻载方书者不同,览之者自知其奇,服之自知其效。

——《妙一斋医学正印种子编·上卷·男科》

【注】本方具有和气血、养腑脏、助劳倦、补虚损、乌须发、清耳目、固齿牙之功。此方组方所用药物性味平和,无峻猛燥烈之品,可以久服,久服有返老还童、延年种子之效。

【原文】补肾健脾益气种子煎方 种子方多矣,古人未立种子煎方,亦从未见有经验好方。兹方乃朱鹤山老年久患腰痛,日服一剂,强健连生子,八十未艾。盖精神气血,皆脾土之所化生。此方得种子生息之元,生精最速,

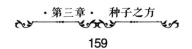

阳事易举，若能节欲，生子更易。真方之王道而神奇者，录以传世。

白茯苓（三钱）　甘枸杞子（一两）　怀生地（二钱，酒洗）　麦门冬（二钱，去心）　人参（二钱）　陈皮（三钱）　白术（三钱，土焙），河水二碗煎八分，空心或饥时任服，渣再煎服，十日之后其效立见。

——《妙一斋医学正印种子编·上卷·男科》

【注】种子生息之元，在于人之精神气血，盖人之精神气血，皆为脾脏运化水谷精微所化生。补肾健脾益气种子煎方，顾名思义，具有补肾健脾益气之功，因此使用此方生精最为速效。

【原文】熏脐延龄种子方　此彭祖接命熏脐法也。凡小儿在胞胎时，四门皆闭，九窍不通，唯有其脐与母气相通，母呼则呼，母吸则吸。迨十月满足，然后与分离，前脐落地。犹恐脐窍不闭，有伤婴儿真气，随用艾火熏蒸，外以固其脐蒂，内以葆其元神，使真气不至逗泄，庶襁褓时，无脐风撮口、天吊、惊痫等证。及渐长成人，因七情六欲之牵诱，声色嗜味之感通，元气渐乖，真精渐斫。至中年而气衰愈，疾病交侵，或艰于子嗣，或夭其天年，皆因丹田气海之受伤，无接养滋培之良法也。回思初生熏脐固蒂之功，可得却病摄生，种子延年之诀。予得上方，传自异人，与见之方书者迥别，非遇知音，未可轻授。

五灵脂（二钱）　川续断（二钱）　两头尖（二钱）　乳香（二钱）没药（二钱）　青盐（二钱）　麝香（一分）　红铅（一分）

上为末听用。

熏蒸法

每年用中秋日，或开除疗病黄道吉日，令人食饱仰卧，用荞麦面汤和，搓成条，圈于脐上，径过寸许，如脐大者，再阔之。以前药末实其中，用槐树皮一块，削去粗皮，用半分厚，覆圈药之上。如豆大艾壮灸之，但觉脐内微温好换新者。不可令痛，痛则反泄真气。灸至行年岁数为止，灸之觉饥再食再灸。或至冷汗如雨，或腹内作声作痛，大便有涎沫等物出为验。只服米汤、稠粥、白肉、好酒，以助药力。灸时能令百脉和畅，毛窍皆通。上至泥丸，下达涌泉，撤脏腑之停邪，驱三焦之宿疾。男子下元虚损，遗精腰软，阳事不举，中年无子者，其病悉除。女子月信不调，赤白带下，子宫寒冷，久不成胎者，决能成孕。诚回生济世之仙方，广嗣延龄之妙法也。

——《妙一斋医学正印种子编·上卷·男科》

【注】岳甫嘉从彭祖接命熏脐法对初生婴儿用"艾火熏脐，外以固其脐蒂，内以葆其元神，使真气不至逗泄"来预防脐风撮口、天吊、惊痫中得到启发，认为"成人因七情六欲之牵诱，声色嗜味之感通，元气渐乖，真精渐斫。至中年而气衰惫，疾病交侵，或艰于子嗣，或夭其天年，皆因丹田气海之受伤，无接养滋培之良法也。回思初生熏脐固蒂之功，可得却病摄生，种子延年之诀"，于是立此方，来预防和治疗男子下元虚损，遗精腰软，阳事不举，中年无子者，女子月信不调，赤白带下，子宫寒冷，久不成胎者。熏脐能温经散寒，培源固精，令百脉和畅，毛窍皆通，"上至泥丸，下达涌泉，撤脏腑之停邪，驱三焦之宿疾"。

【原文】九品扶阳散　治男子阳痿，每逢不举，不能得子。

黑附子　蛇床子　紫梢花　远志　菖蒲　海螵蛸　木鳖子　丁香（各二钱）　潮脑（一钱五分）

上为末，用五钱，水三碗煎至一碗半，温洗阴囊阳茎，日洗二三次，留水温洗更好。此外修之法，载以备用，亦治囊湿。

——《妙一斋医学正印种子编·上卷·男科》

【注】九品扶阳散为外用药，煎煮后熏洗外生殖器，主治阳痿不举所致之男性不育症，亦可用治阴囊潮湿。

【原文】男子有交感之时，妇人正在兴浓，而男子先痿，阳事不坚，精难射远，人以为命门之火衰也，谁知阳气之大虚乎？夫气旺则阳旺，气衰则阳衰。此气也乃五脏之真气，非止命门之火也。盖命门原有先天之火气，然非五脏后天之气不能生。世人戕贼五脏，因而命门之火气不旺，随五脏之真气而消磨矣，又安能助命门之火乎？此所以半途先痿也。治法似宜急补五脏之阳气也。然而五脏不必全补也，但补其脾肾之气，若心、若肝、若肺之气自旺，五脏气旺，而命门之火欲不旺得乎？方用助气仙丹：

人参（五钱） 黄芪（一两） 当归（三钱） 茯苓（二钱） 白术（一两） 破故纸（三钱） 杜仲（五钱） 山药（三钱）

水煎服。连服四剂气旺，再服四剂气大旺，自然久战，可以壮阳，泄精可以射远，玉燕投怀矣。

——《辨证录·卷之十·种嗣门》

【注】陈士铎于"种嗣门"开篇首则谈到阳痿（勃起功能障碍）相关之不育，并认为"阳事不坚"的核心病机乃"气之大虚"，提出"气旺则阳旺，气衰则阳衰"的观点。继而，陈士铎解释了其对"气"的理解，认为"乃五脏之真气"。六淫、疠气、七情内伤、饮食失节、劳逸失度等外因、内因、不内外因皆可消磨世人五脏真气，这也是导致男性性交过程中阴茎易痿的根本原因。针对上述情形，陈士铎认为在治疗方面应"急补五脏之阳气"，且着重"补脾肾之气"，方用助气仙丹。《神农本草经》记载人参"主补五脏"，《药性论》记载人参"主五脏气不足"，故方中以人参为君药；《本经逢原》谓"黄芪能补五脏诸虚"，此方中亦用黄芪达一两。全方共奏益气助阳之功。陈士铎释此方"补气，绝不补阴，以病成于阳衰，则阴气必旺；若兼去滋阴，则阳气无偏胜之快矣。方又不去助火，盖气盛则火自生。若兼去补火，则阳过于胜而火炎，复恐有亢烈之忧，反不种子矣，此立方之所以妙也"。此外，陈士铎亦另举一方以对上症，"此症用火龙丹长服亦佳。人参五两，白术五两，巴戟天、杜仲、菟丝子、麦冬各五两，肉苁蓉一大枚，补骨脂、远志、

肉桂各二两，黄芪八两，当归三两，北五味一两。各为末，蜜为丸，每日酒送五钱。服一月即阳举，可以久战矣"。该方人参仍为君药，黄芪仍为用量最大者。

【原文】男子有泄精之时，止有一二点之精，此等之人，亦不能生子，人以为肾水之亏，谁知是天分之薄乎？夫精少之人，身必壮健，予谓天分之薄，谁其信之？殊不知精少者，则精不能尽射于子宫，得天之厚者，果如此乎？天既予人以薄，医欲逆天而予人以厚，似乎不可得之数矣，然天心仁爱，人苟有迁善之心，医即有种子之法。盖精少者，虽属之于天，未必不成之于人也。恃强而好用其力，若思而过劳其心，多食而反伤其胃，皆足以耗精也。苟能淡漠以死其心，节少以养其胃，益之补精添髓之方，安在精少者不可以多生乎？铎得逢异人秘传，实有添精神术，今著书至此，不敢隐忍不传，传之以救万世无子之人也。方用生髓育麟丹：

人参（六两）　山茱萸（十两）　熟地（一斤）　桑椹（干者，一斤）　鹿茸（一对）　龟胶（八两）　龟鳔（四两）　菟丝子（四两）　山药（十两）　当归（五两）　麦冬（六两）　北五味（三两）　肉苁蓉（六两）　人胞（二个）　柏子仁（二两）　枸杞子（八两）

为细末，蜜捣成丸，每日早晚时用白滚水送下五钱。服三月，精多且阳亦坚，安有不种子者哉！

——《辨证录·卷之十·种嗣门》

【注】陈士铎于"种嗣门"第二则主要谈及"精少"所引起的不育，并认为劳逸失衡、思欲过度、饮食失节等均可"耗精"。而在调治方面，应遵《素问·上古天真论》"恬淡虚无，真气从之，精神内守，病安从来"之旨，要安心神、节食色，同时辅以"补精添髓之方"。陈士铎供方"生髓育麟丹"。陈士铎谓："此方妙在纯用填精益髓之味，又无金石之犯，可以久服而无害，不特种子而得八元，兼可延龄而至百岁，即名为百岁丹，何不

可者。"此外，陈士铎还另举一方以对"精少"之不育，"此症用添精嗣续丸，长服亦甚佳。人参、鹿角胶、龟板胶、山药、枸杞子各六两，山茱萸肉、麦冬、菟丝子、肉苁蓉各五两，熟地黄、鱼鳔、炒巴戟天各八两，北五味一两，柏子仁三两，肉桂一两。各为末，将胶酒化人之，为丸，每日服八钱。服二月，多精而可孕矣"。

【原文】 男子有精力甚健，入房甚久，泄精之时，如热汤浇入子宫，妇人受之，必然吃惊，反不生育者，人以为久战之故，使妇女兴阑，以致子宫谨闭，精不得入，孰知不然。夫胎胞居于心肾之间，喜温不喜寒，然过寒则阴凝，而胎胞不纳；过热则阳亢，而胎胞难受。交感之际，妇人胎胞之口未有不启，安有茹而吐之乎？惟是过于太热，则口欲闭而不能中，欲受而不得，势不得不弃之于外，以享其清凉之快矣。是以妇人坐娠数十日经来者，正坐于受胎而复堕，非外因之伤，乃精热之自难存养也。然则欲胎气之永固，似宜泻火之有余矣。而火不可泻，泻火必致伤胃，反无生气，何以种玉乎？治法但补其肾中之水，使水旺而火自平。方用平火散：

熟地（一两）　玄参（五钱）　麦冬（三钱）　生地（二钱）　丹皮（二钱）　山药（三钱）　金钗石斛（三钱）　沙参（三钱）

水煎服。连服十剂，精不过热，与妇女交接，便可受胎，且庆永安也。

——《辨证录·卷之十·种嗣门》

【注】 陈士铎于"种嗣门"第三则主要谈及"精热"所引起的不育，并形容为"如热汤浇入子宫"。陈士铎认为"胎胞居于心肾之间，喜温不喜寒"，然而精"过热则阳亢，而胎胞难受"。精热则自难存养，是否可以直接治以"泻火（热）"呢？陈士铎认为"火不可泻，泻火必致伤胃，反无生气，何以种玉乎"，并提出应"补肾中之水，使水旺而火自平"。据此，陈士铎供方"平火散"，并释"此方补阴而无大寒之虞，泻火而有生阴之妙，无事解氛，自获退炎之益，宜男之道，即在于斯"。此外，陈士铎认为勿用知母、黄

柏等苦寒之品。同样，陈士铎亦另举一方以对"精热"之不育，"此症用镇阳丸长服亦佳。熟地八两，生地、茯苓、麦冬、山药、地骨皮、沙参各四两，牛膝、天门冬、车前子各二两，玄参八两。各为末，蜜为丸，每日白滚水送下五钱。服一月而精温和，可以纳矣"。

【原文】男子有泄精之时，寒气逼人，自难得子，人以为命门之火衰极，谁知心包之火不能助之耶？盖命门之火生于下，必得心包之上火相济，则上下相资，温和之气充溢于骨髓之中，始能泄精之时，无非生气。倘命门有火以兴阳，而心包无火以济水，则命门之气散，安能鼓其余火，发扬于精管之中哉！世人治法但去助命门之火，不去益心包之焰，则精寒不能骤复，必难受胎矣。方用温精毓子丹：

人参（二两） 肉桂（一两） 五味子（一两） 菟丝子（三两） 白术（五两） 黄芪（半斤） 当归（三两） 远志（二两） 炒枣仁（三两） 山茱萸（三两） 鹿茸（一对） 肉苁蓉（三两） 破故纸（三两） 茯神（二两） 柏子仁（一两） 砂仁（五钱） 肉果（一两）

各为末，蜜为丸，每日酒送一两。服一料，精变为温矣。

——《辨证录·卷之十·种嗣门》

【注】陈士铎"种嗣门"第四则主要谈及"精寒"所引起的不育。陈士铎认为"精寒"不可仅归咎于命门火衰，"心包之火"亦应得以重视。因"命门之火"与"心包之火"上下相资，温和之气才能充溢于骨髓之中。命门之火以兴阳，心包之火以济水，如此使得"精温"而受胎。据上述理念，陈士铎供方"温精毓子丹"以补心益肾，并认为"此方温中有补，虽助心包之炎，仍是益命门之气，二火同温，阳春遍体"。此外，同样，陈士铎亦另举一方以对"精寒"之不育，"此症用胜寒延嗣丹长服亦效。人参六两，白术、黄芪、菟丝子、巴戟天、鹿角胶、淫羊藿各八两，附子一个，茯苓、炒枣仁各四两，山药六两，远志、肉桂各二两，炙甘草一两，广木香五钱，肉苁蓉

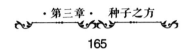

一大枚。各为末,蜜为丸,每日早晚各服三钱。服两月,精热而孕矣"。另外,陈士铎嘱使用附子时,应用"生甘草三钱煮汤一碗,泡透切片,微炒熟"。

【原文】男子有精滑之极,一到妇女之门,即便泄精,欲勉强图欢不可得,且泄精甚薄,人以为天分之弱也,谁知心肾之两虚乎?夫入房可以久战者,命门火旺也。然作用虽属于命门之火,而操权实在于心宫之火。盖心火乃君火也,命门之火相火也。心火旺则相火听令于心,君火衰则心火反为相火所移,权操于相火,而不在君火矣。故心君之火一动,相火即操其柄,心即欲谨守其精,相火已暗送精于精门之外。至于望门泄精者,不特君火衰极,相火亦未常盛也。治法补心火之不足,不可泻相火之有余,盖泻相火,则君火益衰耳。方用济火延嗣丹:

人参(三两)　黄芪(半斤)　巴戟天(半斤)　五味子(三两)　黄连(八钱)　肉桂(二两)　当归(三两)　白术(五两)　龙骨(一两,煅)　山茱萸(四两)　山药(四两)　柏子仁(二两)　远志(二两)　牡蛎(一两,煅)　金樱子(二两)　芡实(四两)　鹿茸(一具)

各为末,蜜为丸。每日白滚水送下一两,不拘时。服一月即改观,服二月可以坚守,服三月可以久战,服一年如改换一人。

——《辨证录·卷之十·种嗣门》

【注】陈士铎"种嗣门"第五则主要谈及"精滑"相关之不育。此条所谓"精滑"似属"早泄"范畴。陈士铎直指此症之关键病机乃心肾两虚。入房可以久战者皆"命门火旺",而促使"久战"者非独"命门之火","心宫之火"实乃背后之"操权者"。心火旺则命门相火则听令于心,生理上则表现为正常射精。而"精滑"之人,陈士铎谓之"不特君火衰极,相火亦未常盛也"因此,在调治方面则应补心火之不足。同时,陈士铎认为不可泻相火之相对有余,因为泻相火会造成君火(心火)的衰弱。据上所属,陈士铎供方

"济火延嗣丹"，并释此方"心肾两补，不专尚大热之药，故可久服延年，非惟健阳生子。但服此药，必须坚守三月不战，始可邀长久之乐，否则亦不过期月之壮，种子于目前已也"。陈士铎亦另举一方以对"精滑"相关之不育，"此症用补天育麟丹亦佳妙。鹿茸一具，人参十两，山茱萸、熟地、肉苁蓉、巴戟天各六两，炒白术、炙黄芪、淫羊藿、山药、芡实各八两，当归、蛇床子、菟丝子各四两，柏子仁、肉桂各三两，麦冬五两，北五味、锁阳各二两，人胞一个，火焙，海狗肾一根，蛤蚧两条，黄连一两，砂仁五钱。各为末，蜜为丸。每日早晚各送五钱，服二月可以久战生子矣"。此外，陈士铎提到"无海狗肾，可用大海马二个代之"，"不用蛇床子，可用附子七钱代之"，其中附子亦需用甘草煮汤泡浸制。

【原文】男子身体肥大，必多痰涎，往往不能生子，此精中带湿，流入子宫而仍出也。夫精必贵纯，湿气杂于精中，则胎多不育，即子成形，生来亦必夭殇，不能永寿者也。凡人饮食，原该化精而不化痰。今既化为精，如何有湿气入之？不知多痰之人，饮食虽化为精，而湿多难化，遂乘精气入肾之时，亦同群共入，正以遍身俱是痰气，肾欲避湿而不能也。湿既入肾，是精非纯粹之精，安得育麟哉！治法必须化痰为先。然徒消其痰，而痰不易化，盖痰之生，本于肾气之寒；痰之多，由于胃气之弱，胃为肾之关门，非肾为胃之关也。《内经》年久讹写误传，世人错认肾为胃之关门矣。胃气先弱，不能为肾闭其关门，肾宫又寒，内少真火之运用，则力难烁干湿气，水泛为痰，亦且上浮而不止下降矣。故治痰必当治肾胃之二经，健其胃气而痰可化，补其肾气而痰可消矣。方用宜男化育丹：

人参（五钱）　山药（五钱）　半夏（三钱）　白术（五钱）　芡实（五钱）　熟地（五钱）　茯苓（一两）　薏仁（五钱）　白芥子（三钱）　肉桂（二钱）　诃黎勒（五分）　益智仁（一钱）　肉豆蔻（一枚）

水煎服。服四剂而痰少，再服四剂，痰更少，服一月而痰湿尽除，交感亦健，生来之子，必可长年。

——《辨证录·卷之十·种嗣门》

【注】陈士铎"种嗣门"第六则主要谈及"精中挟湿"所引起的不育。陈士铎在本条文中以肥胖男子为例，叙述此类男子往往素体多痰湿，易致"精中带湿"，而"湿气杂于精中，则胎多不育"。《素问·经脉别论》云"饮入于胃，游溢精气，上输于脾，脾气散精"，故饮食经脾胃的运化应转换为"精"，然多痰、多湿之肥人"饮食虽化为精，而湿多难化"。湿入于肾混杂于精中，则易造成不育。针对上述情况，在调治时自然首先考虑"化湿祛痰"，然而，陈士铎却认为"徒消其痰，而痰不易化"，通过进一步分析，陈士铎言及"痰之生，本于肾气之寒；痰之多，由于胃气之弱"之理，并最终提出"治痰必当治肾胃之二经，健其胃气而痰可化，补其肾气而痰可消"之健胃益肾调治之法。据此，陈士铎供方"宜男化育丹"，并认为"此方补肾者十之三，健胃者十之七，胃健而脾更健，以胃强能分消水气，何湿之入肾乎？肾又气温，足以运用，即有水湿之入肾，自能分泄于尾闾，则精成为纯粹之精，生子全美，必然之理也"。另外，陈士铎还举一方以对"精中挟湿"之不育，"此症用纯一丸，长服亦妙。白术、山药、芡实各二斤，薏仁半斤，肉桂四两，砂仁一两。各为细末，蜜为丸。每日服一两，服一月即可得子。"

【原文】男子有面色痿黄，不能生子者，乃血少之故也。即或生子，必多干瘦，久成儿痨之症，人以为小儿不慎饮食之故，或归咎于生母乳汁之薄，谁知父无血以予之乎？世人生子，动曰父精、母血，不知父亦有血也。夫血气足而精亦足，血气全而精亦全。为父者，气有余而血不足，则精之中自然成一偏之精，虽幸成形，乌能无偏胜之病哉！先天无形之血，能生后天有形之血也；若后天有形之血，何能生先天无形之血乎？故虽食母之乳，吞肥甘之物，终不能生儿之血，以全活之也。然则为父者少血，乌可不亟为补之哉！惟是血不能速生，必补其气，盖血少者，由于气衰，补气生血又何疑乎？方用当归补血汤：

黄芪（五钱）　当归（一两）　熟地（五钱）

水煎服。

——《辨证录·卷之十·种嗣门》

【注】陈士铎"种嗣门"第七则主要谈及"男子血不足"所引起的不育。陈士铎将"面色萎黄"且不育的男子归咎于"血少"之故，并认为此类男子即使生育，其子往往体弱。在该条中，陈士铎强调了男性"血"与"精"的关系，"血气足而精亦足，血气全而精亦全"，即是"精血同源"的体现。进而陈士铎认为，欲为父而"血少"者必须"补血"，但又碍于"血不可速生"，故提倡在补血的同时应补气，这即是中医经典理论"气为血之帅，血为气之母"的实际运用。据上所属，陈士铎供方"当归补血汤"，然此方与《内外伤辨惑论》中所记载的"当归补血汤"在组方理念上是不同的，诚如陈士铎所述，"补血汤名虽补血，其实补气。原方用黄芪一两、当归五钱者，重在补气，而轻在补血也。我今用当归为君，用黄芪为臣，佐之熟地之滋阴，是重在补血，轻在补气，自然气以生血，而非血以助气，气血两旺，无子者易于得子，根深本固，宁至有夭殇之叹哉！"

说到补血，往往首先会想到《仙授理伤续断秘方》中所记载的"四物汤"，然在此处为何不用？陈士铎亦给出了解释："今不用四物汤者，正嫌四物全是补血，而不补气也。"可见，对于"男子血不足"所致不育的调治，陈士铎强调气血同补，且首重补血兼及补气。另外，陈士铎还枚举一方——滋血绳振丸："此症用滋血绳振丸长服亦效。黄芪二斤，当归、麦冬、熟地、巴戟天各一斤。各为末，蜜为丸，每日早、晚白滚水送下各五钱，服二月，血旺生子，必长年也"。

【原文】男子有怀抱素郁而不举子者，人以为命门之火不宣也，谁知心肝二气之滞乎？夫火性炎上，忧愁则火气不扬，欢愉则火气大发，而木性条达，

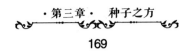

摧阻则木气抑而不伸,悠扬则木气直而不屈。处境遇之坎坷,值人伦之乖戾,心欲怡悦而不能,肝欲坦适而不得,势必兴尽致索,何风月之动于中,房帷之移其念哉!久则阳痿不振,何以生子?虽然人伦不可变,境遇不可反,而心气实可舒,肝气实可顺也。吾舒其心气,则火得遂其炎上之性;吾顺其肝气,则木得遂其条达之性矣。自然木火相通,心肾相合,可以久战以消愁,可以尽欢以取乐,宜男之道,亦不外于是矣。方用忘忧散:

白术(五钱) 茯神(三钱) 远志(二钱) 柴胡(五分) 郁金(一钱) 白芍(一两) 当归(三钱) 巴戟天(二钱) 陈皮(五分) 白芥子(二钱) 神曲(五分) 麦冬(三钱) 丹皮(三钱)

水煎服。连服十剂,郁勃之气不知其何以解也。

——《辨证录·卷之十·种嗣门》

【注】陈士铎"种嗣门"第八则主要谈及情志因素相关之不育,陈士铎在该条首句即明言"心肝二气郁滞"为其关键病机。实际上,"心欲怡悦而不能,肝欲坦适而不得"之"郁"是导致阳痿的重要原因,而又如《种嗣门》第一则所提到的,阳痿与不育又存在着紧密联系。面对上述情况,陈士铎认为应"舒其心气""顺其肝气",以使"木火相通,心肾相合"。据此,陈士铎供方"忘忧散",此方解郁、兴阳、种玉之味皆有。陈士铎认为久服此方则"郁气尽解,未有不得子者也"。此外,陈士铎亦另举一方以解情志抑郁相关之不育:"此症用适兴丸长服亦佳。白芍一斤,当归、熟地、白术、巴戟天各八两,远志二两,炒枣仁、神曲各四两,柴胡八钱,茯神六两,陈皮八钱,香附、天花粉各一两。各为细末,蜜为丸。每日白滚水送服四钱,服一月怀抱开爽,可以得子矣"。

【原文】男子有天生阳物细小,而不得子者,人以为天定之也,谁知人工亦可以造作乎?夫阳物有大小者,世分为贵贱,谓贵者多小,贱者多大,造物生人,歉于此必丰于彼,虽然贱者未常无小,贵者未常无大,盖人之阳物修伟者，因其肝气之有余；阳物细小者，由于肝气之不足。以阴器为筋之余也，又属宗筋之会，肝气旺而宗筋伸，肝气虚而宗筋缩，肝气寒则阴器缩，肝气热则阴器伸，是阳物之大小，全在肝经盛衰、寒热之故也。欲使小者增大，要非补肝不可。然而肾为肝之母，心为肝之子，补肝而不补其肾，则肝之气无所生，补肝而不补其心，则肝之气有所耗，皆不能助肝以伸其筋，助筋以壮其势，故必三经同补，始获其验矣。方用夺天丹：

龙骨（二两，酒浸三日，然后用醋浸三日，火烧七次，用前酒、醋汁七次焠之，驴肾内外各一具，酒煮三炷香），将龙骨研末，拌入驴肾内，再煮三炷香，然后入：

人参（三两） 当归（三两） 白芍（三两） 补骨脂（二两） 菟丝子（二两） 杜仲（三两） 白术（五两） 鹿茸（一具，酒浸透，切片，又切小块） 山药末（炒） 五味子（一两） 熟地（三两） 山茱萸（三两） 黄芪（五两） 附子（一两） 茯苓（二两） 柏子仁（一两） 砂仁（五钱） 地龙（十条）

各为细末，将驴肾汁同捣，如汁干，可加蜜同捣为丸，每日早、晚用热酒送下各五钱。服一月即见效。但必须坚忍房事者两月，少亦必七七日，具大而且能久战，射精必远，含胎甚易。

——《辨证录·卷之十·种嗣门》

【注】陈士铎"种嗣门"第九则主要谈及"阴茎短小"相关之不育。陈士铎认为"阴器为筋之余也，又属宗筋之会"，而肝"在体合筋"，故"阳物（即阴茎）之大小，全在肝经盛衰、寒热之故也"："肝气旺而宗筋伸；肝气虚而宗筋缩，肝气寒则阴器缩，肝气热则阴器伸"。鉴于此，陈士铎提出若要改善阴茎短小，必须"补肝"，又鉴于肝、肾、心三脏之五行相生关系，陈士铎最终认为应肝、肾、心三经同补才可获效。据上述，陈士铎提供"夺天丹"一法，并嘱"必须坚忍房事者两月，少亦必七七日"，方能"具大而且能久

战,射精必远,含胎甚易"。同时,告诫"慎莫戏愉纵欲,倘自耗其精,非惟无子,而且获痨瘵之病"。此外,陈士铎另一兴趣方,即"展阳神丹",并提供用法:"人参六两,白芍、当归、杜仲、麦冬、巴戟天各六两,白术、菟丝子、熟地各五两,肉桂、牛膝、柏子仁、破故纸各三两,龙骨二两,醋焠,锁阳二两,蛇床子四两,覆盆子、淫羊藿各四两,驴鞭一具,人胞一个,海马两对,蚯蚓十条,附子一个,肉苁蓉一枝,鹿茸一具,照常制。各为末,蜜为丸。每日酒送下五钱,服二月改观,三月伟然,可以久战而生子矣,但必须保养三月始验,否则无功"。

【原文】龟鹿二仙胶　大补精髓,益气养神。

鹿角(血者,十斤)　龟板(自败者,五斤)　枸杞子(甘州者,三十两)　人参(十五两)

以上用铅坛,如法熬胶。初服酒化一钱五分,渐加至三钱,空心下。

——《医宗金鉴·删补名医方论·二》

【注】龟鹿二仙胶滋阴添精,益肾壮阳,主治真元虚损,精血阴阳不足证。筋骨形体失养五脏失充,故见腰膝酸软,形体瘦削,两目昏花,发脱齿摇,阳痿遗精,男子精少不育,妇女经闭不孕,未老先衰等诸虚百损之症。

方中鹿角胶甘咸微温,温肾壮阳,益精养血;龟板胶甘咸而寒,填精补髓,滋阴养血,二味俱为血肉有情之品,能补肾益髓以生阴阳精血,共为君药。人参大补元气,与鹿、龟二胶相伍,既可补气生精以助滋阴壮阳之功,又能借补后天脾胃以资气血生化之源;枸杞子补肾益精,养肝明目,助君药滋补肝肾精血,同为臣药。四药合用,阴阳气血并补,先后天兼顾,药简力宏,共成填精补髓、益气壮阳之功。本方不仅可治真元不足,诸虚百损,亦能抗衰防老,生精种子,益寿延年。

【原文】妙香散　治梦遗失精,惊悸郁结。

山药二两　人参　黄芪　远志（制）　茯苓　茯神一两　桔梗三钱　甘草　辰砂（另研）一钱　麝香（一钱）　木香二钱五分

为末，每服二钱，酒下。

——《医宗金鉴·删补名医方论·二》

【注】妙香散补益气血，安神镇心，主治心气不足证之遗精，盗汗，溺血，淋浊，惊悸，失眠，血汗，舌衄，黄疸；妇女带下，产后谵狂，恶露不尽等。

山药固肾涩精；人参、黄芪、甘草补心固气；远志、朱砂、茯神宁心安神；桔梗开肺气；木香舒肝脾；麝香解郁结。诸药合用，具有益气安神、理气开郁之功。本方治疗心肾气血不足之夜梦遗精、惊悸健忘效果尤佳。

【原文】六味地黄丸　治肾精不足，虚火炎上，腰膝痿软，骨热酸痛，足跟痛，小便淋秘或不禁，遗精梦泄，水泛为痰，自汗，盗汗，亡血消渴，头目眩晕，耳聋齿摇，尺脉虚大者。

熟地黄（八两）　山茱萸（四两）　白茯苓（三两）　干山药（四两）　牡丹皮（三两）　泽泻（三两）。

上为末，炼蜜丸，如桐子大，空心淡盐汤下。

——《医宗金鉴·删补名医方论·二》

【注】六味地黄丸滋阴补肾，用于肾阴亏虚证之头晕耳鸣，腰膝酸软，骨蒸潮热，盗汗遗精。

熟地黄滋阴补肾，填精益髓，为君药。山萸肉补养肝肾，并能涩精，取"肝肾同源"之意；山药补益脾阴，亦能固肾，共为臣药。三药配合，肾肝脾三阴并补，是为"三补"，但熟地黄用量是山茱萸肉与山药之和，故仍以补肾为主。泽泻利湿而泄肾浊，并能减熟地黄之滋腻；茯苓淡渗脾湿，并助山药之健运，与泽泻共泄肾浊，助真阴得复其位；牡丹皮清泄虚热，并制山萸肉之温涩。三药称为"三泻"，均为佐药。六味合用，三补三泻，其中补药用量重于"泻药",是以补为主;肝、脾、肾三阴并补,以补肾阴为主,是本方的配伍特点。

【原文】 八味地黄丸 治命门火衰,不能生土,以致脾胃虚寒,饮食少思,大便不实,或下元衰惫,脐腹疼痛,夜多溲溺等证。

熟地黄(九蒸为度,捣膏,八两) 干山药(四两) 山萸肉(四两) 白茯苓 丹皮 泽泻(各三两) 肉桂 附子(各一两)

上八味为末,炼蜜丸如桐子大,酒下十五丸,日再服。

——《医宗金鉴·删补名医方论·二》

【注】 八味地黄丸补肾水,降虚火,适用于阴虚火旺证。

赵献可曰:"君子观象于坎,而知肾中具水火之用。今人入房而阳易举者,阴虚火动也;阳事先痿者,命门火衰也。真水竭则隆冬不寒,真火熄则盛夏不热。是方也,熟地、山药、泽泻、丹皮、茯苓、山萸皆濡润之品,所以能壮水之主;肉桂、附子辛润之物,能于水中补火,所以能益火之原。水火得其养,则肾气复矣。"喻昌曰:"《金匮》用八味丸,治脚气上入少腹不仁者。脚气即阴气,少腹不仁即攻心之渐,故用之以驱逐阴邪也。其虚劳腰痛,少腹拘急,小便不利,则因过劳其肾,阴气逆于少腹,阻遏膀胱之气化,小便不通利,故用之温养下焦,以收肾气也。其短气有微饮者;饮,亦阴类,阻其胸中之阳,自致短气,故用之引饮下出,以安胸中也。消渴病,饮水一斗,小便亦一斗,此肾气不能摄水,小便恣出,源泉有立竭之势,故急用以逆折其水也。夫肾水下趋之消证,肾气不上升之渴证,非用是以蛰护封藏,蒸动水气,舍此曷从治哉!后人谓八味丸为治消渴之圣药,得其旨矣。"柯琴曰:"命门之火,乃水中之阳。夫水体本静,而川流不息者,气之动,火之用也,非指有形者言也。然火少则生气,火壮则食气,故火不可亢,亦不可衰。所云火生土者,即肾家之少火游行其间,以息相吹耳。若命门火衰,少火几于熄矣。欲暖脾胃之阳,必先温命门之火,此肾气丸纳桂、附于滋阴剂中十倍之一,意不在补火,而在微微生火,即生肾气也。故不曰温肾,而名肾气,斯知肾以气为主，肾得气而土自生也。且形不足者，温之以气，则脾胃因虚寒而致病者固痊，即虚火不归其原者，亦纳之而归封蛰之本矣。崔氏加减八味丸，以五味之酸收，易附子之辛热，肾虚而不寒者宜之也。《千金方》于八味外，更加元参之咸寒，以助熟地而滋肾；加芍药之酸寒，助丹皮以滋肝。总之为桂附加锁钥耳。以之壮水则有余，以之益火恐不足也。《济生方》加牛膝、车前以治水肿，倍茯苓以辅地黄，山药、茱萸、与泽、丹、车、牛等列，随证加减，允为得法。益阴肾气丸于六味外加当归、五味、柴胡，以治目暗不见，化裁愈妙矣。"

【原文】大补阴丸　治阴亏火旺，肺痿咳血，骨蒸盗汗，虚劳之证。

黄柏（盐酒炒）　知母（盐水炒，各四两）　熟地（酒蒸）　败龟板（酥炙。各六两）

猪脊髓和炼蜜为小丸，日干。每服三钱，淡盐汤下。

——《医宗金鉴·删补名医方论·二》

【注】大补阴丸滋阴降火。主治肾阴亏虚，相火妄动证之骨蒸潮热、盗汗遗精、咳嗽咯血、心烦易怒、足膝疼热，或消渴易饥。

熟地黄益髓填精；龟板为血肉有情之品，擅补精血，又可潜阳，二药重用，意在大补真阴，壮水制火以培其本，共为君药。黄柏、知母清热泻火，滋阴凉金，相须为用，泻火保阴以治其标，并助君药滋润之功，同为臣药。再以猪脊髓、蜂蜜为丸，取其血肉甘润之质，助君药滋补精髓，兼制黄柏之苦燥，用为佐药。诸药合用，使水充而亢阳有制，火降而阴液渐复，共收滋阴填精、清热降火之功。本方以培土清源，滋阴培本为主，降火清源为辅。

【原文】封髓丹　治梦遗，失精及与鬼交。

黄柏　砂仁　甘草

上蜜为丸，每服三钱。

——《医宗金鉴·删补名医方论·二》

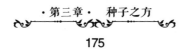

【注】封髓丹降火止遗，主治肾阴不足，相火妄动证之夜梦遗精。

封髓丹由黄柏、砂仁、甘草组成。黄柏味苦入心，禀天冬寒水之气而入肾；甘草调和上下，又能伏火，真火伏藏。黄柏之苦合甘草之甘，苦甘能化阴；砂仁之辛合甘草之甘，辛甘能化阳，阴阳化合，交会中宫，则水火既济，心肾相交。在封髓丹基础上又发展出"三才封髓丹""纳气封髓丹""固元封髓丹""回阳封髓丹"等，在临床应用时需要仔细辨证用药。

【原文】肾虚午热形消瘦，水泛为痰津液伤，咳嗽盗汗失精血，消汤淋浊口咽疮。熟地药萸丹苓泽，加味劳嗽都气汤，引火归元加肉桂，火妄刑金生脉良。桂附益火消阴翳，知柏壮水制阳光，车牛桂附名肾气，阳虚水肿淋浊方。

——《医宗金鉴·杂病心法要诀·虚劳治法》

【注】"午热，午后发热也。水泛为痰，谓日食饮食所化津液，肾虚不能摄水，泛上为痰也。盗汗，谓睡而汗出，觉而即止之汗也。失精，遗精也。消渴，谓饮水而即消，渴仍不止也。淋者，尿淋漓不利也。浊者，尿之前后有浊液也。口咽生疮，虚火炎也。均宜六味地黄汤治之。"

由六味地黄丸加减，变生6方：劳嗽加五味子，名都气汤；引火归原加肉桂，名七味地黄汤；火妄刑金加生脉饮，名生脉地黄汤；桂附地黄丸，谓加肉桂、附子；知柏地黄丸，谓加知母、黄柏；车牛桂附，谓加车前子、牛膝、肉桂、附子，即知柏肾气汤。

底方相同稍加一两味药，则其主治功用不同，临床需详细鉴别应用。

【原文】大补阴丸制壮火，滋阴降火救伤金，龟板知柏地髓剂，二冬归芍草砂仁。咳加百味汗地骨，血痰金贝虚芪参，虚热无汗宜散火，有汗骨蒸亦补阴。

——《医宗金鉴·杂病心法要诀·虚劳治法》

【注】"阴虚火旺，无水以制，宜用大补阴丸滋水制火。方即龟板、知母、黄柏、生地黄为末，猪脊髓炼蜜为丸。若火旺无制，妄行伤金，肺痿咳嗽，宜用滋阴降火汤救其伤金。方即大补阴丸加麦冬、天冬、当归、白芍、炙草、缩砂。咳甚加百合、五味子，盗汗加地骨皮，咯血加郁金，痰多加川贝母，气虚加人参、黄芪。凡虚热如火烙手，无汗者为火郁，宜升阳散火汤，有汗者为骨蒸，亦宜大补阴丸及滋阴六黄等汤也。"

【原文】不梦而遗心肾弱，梦而后遗火之强，过欲精滑清气陷，久旷溢泻味醇伤。

心肾虚弱朱远志，龙骨神苓菖蒲参，久旷火旺地知柏，胃虚柏草缩砂仁。

——《医宗金鉴·卷四十一·遗精总括》

【注】"不梦而遗，谓无所感于心而自遗，则为心肾虚弱不固也。""龙骨远志丸，治心肾虚弱，不梦而遗者，即龙骨、朱砂、远志、茯神、茯苓、石菖蒲、人参也。"

"梦而后遗，谓有所感于心，相火煽而强迫之，则为二火之强不固也"，用坎离既济汤。

"过欲之人，日惯精滑，或清气不足，下陷不固，若胃虚食少便软，则不宜生地、知柏，恐苦寒伤胃，故宜封髓丹，即黄柏、甘草、缩砂仁也。"

"久旷之人，精盛溢泻，或醇酒厚味，火强不固，皆为是病也"，用生地黄、黄柏、知母。

证分虚实，男科诊治亦是如此。遗精实证多由禁欲日久，所谓精满而溢；或嗜好醇酒厚味，舌苔厚腻，体内积热，扰动精室。虚者常见，如相火偏亢，性欲频繁，所愿不遂，扰动精室；心肾不交，阴阳气血虚弱，均可遗精，所以准确辨证是临床收效的前提。

【原文】精出不止阳不痿，强中过补过淫成，久出血痛形羸死，或发消渴或发痛。阳盛坎离加龙骨，实热解毒大黄攻，调补骨脂韭山药，磁石苁蓉参鹿茸。

——《医宗金鉴·卷四十一·遗精总括》

【注】"精出不止，阳强不倒，名曰强中。此病皆因过服房术中补药，或贪淫过欲而成也。若不急治，日久精尽，阳强不化，迫血而出，疼痛不已，形羸而死。或不即死，亦必发消渴、大痈也。阳盛阴虚者，宜大坎离既济汤，加生龙骨清而补之。形实热盛者，宜黄连解毒汤，加大黄先攻其热可也。病后热去，调理宜补精丸，即补骨脂、韭子、山药、磁石、肉苁蓉、人参、鹿茸也。"

【原文】肾俞主灸下元虚，令人有子效多奇，兼灸吐血聋腰痛，女疸妇带不能遗。

——《医宗金鉴·刺灸心法要诀》

【注】肾俞穴，主治下元诸虚，精冷无子，及耳聋，吐血，腰痛，女劳疸，妇人赤白带下等证，可灸三壮，禁针。

肾俞穴主治肝肾虚衰所致的诸多虚证，如精冷不育、腰痛、耳鸣耳聋、妇女白带异常等，以下元虚寒为主证的可以艾灸肾俞穴。

【原文】肾，水脏也；心，火脏也，是心肾二经，为仇敌矣，似不可牵连而合治之也。不知心肾相克而实相须，肾无心之火则水寒，心无肾之水则火炽，心必得肾水以滋润，肾必得心火以温暖。如人惊惕不安，梦遗精泄，皆心肾不交之故。人以惊惕为心之病，我以为肾之病，人以梦泄为肾之病，我以为心之病，非颠倒也，实有至理焉！人果细心思之，自然明白。方用：

熟地　白术（各五两）　山萸　人参　茯神　枣仁（炒）　麦冬　柏子仁（各三两）　远志　菖蒲　五味子（各一两）　山药（三钱）　芡实（五钱）

蜜丸，每早晚温水送下五钱。

此方之妙,治肾之药,少于治心之味,盖心君谧静,肾气自安,何至心动?此治肾正所以治心,治心即所以治肾也,所谓心肾相依。

——《傅青主男科·虚劳门·心肾不交》

【注】《傅青主男科·虚劳门》之中,关于遗精记述有三:一者精滑梦遗,二者夜梦遗精,三者遗精健忘。其根据有梦无梦,将遗精分为梦遗与滑精两类。所谓梦遗者,因思偶心切,妄想不遂,梦中与人交会而流精称之,又称梦失精、梦泄精、跑马等;滑精者,即在夜间无梦,甚至白日清醒时精液自行流出,或见色流精,又称滑泄。梦遗、滑精二者从根本上说没有太大区别,是遗精轻重不同的两种证候,有梦而遗精往往是清醒滑精的初起阶段。而遗精健忘,傅青主则将其视作梦遗与遗精二者的继发病证。

【原文】此症人以为肾虚也,不独肾病也,心病也,宜心肾兼治,方用:

熟地(半升) 山药 肉桂 鹿茸 炒枣仁 远志 杜仲 柏子仁 补骨脂 五味子(各一两) 山萸 白术(各四两) 人参 茯苓 麦冬 白芍 巴戟 肉苁蓉(各三两) 紫河车(一副) 砂仁(五钱) 附子(一钱)

蜜丸,早晚白水送下五钱。

此方用熟地、山药、山萸之类,补肾也;巴戟、肉苁蓉、附子、鹿茸,补肾中之火也,可以已矣。而又必加人参、茯苓、柏子仁、麦冬、远志、枣仁者何也?盖肾火虚,由于心火虚也,使补肾火不补心火,则反增上焦枯渴,故欲补肾火,必须补心火,则水火相济也。

——《傅青主男科·虚劳门·精滑梦遗》

【注】古人言:"不梦而遗者,谓之滑精。"即滑精指夜间无梦而遗,甚至清醒时精液自动滑出的病证,是遗精的一种,表示遗精发展到了较重的病态阶段。在隋唐之前,医家多以虚劳为遗精病因。至巢元方《诸病源候论·虚劳失精候》指出:"肾气虚损,不能藏精,故精漏失。"认为精液滑泄是由

肾虚精关不固所致。至朱丹溪，又将其因机拓展，认为滑精与湿热下注，扰动精室有关。傅青主尊前人遗精系肾虚之说，而又结合心肾相须观，认为精滑梦遗此症"人以为肾虚也，不独肾病而心病也"，进而确立治法。傅氏既言遗精系心、肾之病，故主张精滑梦遗之症须心肾兼治，使心得肾水以滋润，肾得心火以温暖。方用熟地黄、山药、山茱萸、人参、白术、茯苓、麦冬、肉桂、鹿茸、砂仁、枣仁、远志、杜仲、白芍、附子、柏子仁、补骨脂、紫河车、巴戟天、五味子、肉苁蓉，蜜丸，早晚白水送下五钱。方以补骨脂、紫河车、巴戟天、肉苁蓉、附子、鹿茸、杜仲等强腰膝，壮肾中之阳，补肾中之火；加人参、茯苓、柏子仁、远志及枣仁等以补心火；并以麦冬、五味子等养阴清心，防止心火过盛。观此方药，实为大妙，诸药互助互制，既心肾兼治，又使心肾之火不至过盛。正如《傅青主男科·虚劳门·精滑梦遗》所言："肾火虚由于心火虚，使补肾火不补心火，则反增上焦枯渴，欲补肾火则必须补心火。"

【原文】此症由于肾水耗竭，上不能通于心，中不能润于肝，下不能生于脾，以致玉关不闭，无梦且遗，法当补肾而少佐以益心肝脾之品，方用：

熟地（一两）　山萸（四钱）　茯苓　白芍　生枣仁　当归　薏仁（各三钱）　白术（五钱）　茯神（二钱）　五味子　白芥子（各一钱）　肉桂　黄连（各五分）

水煎服，一剂止，十剂不犯。

——《傅青主男科·虚劳门·无梦遗精》

【注】梦遗有虚有实，病程日久以虚证为多见，病位主要在肾。前人认为遗精不离肾病，但亦当责之于心君。明代医家戴元礼在《证治备要·遗精篇》中说："有用心过度，心不摄肾，以致失精者；有因思色欲不遂，精色失位，精液而出者……"傅青主认为夜梦遗精由于"肾水衰竭，上不能通于心，中不能润于脾，下不能生于肝，以致玉关不闭，无梦且遗"（《傅青主男科·虚

劳门·夜梦遗精》）。至清代，叶天士指出遗精者，"有梦为心病，无梦为肾病"。傅青主认为夜梦遗精与心、肾、脾、肝多脏有关，然皆因平日过于削斫，致肾水衰竭，故在治疗上应当补肾为主而少佐以益心、肝、脾之品。方用熟地黄、山茱萸、白术、茯苓、白芍、生枣仁、当归、薏苡仁、茯神、五味子、白芥子、肉桂、黄连，水煎服。以熟地滋肾中之阴；山茱萸、肉桂助肾中之阳；生枣仁、茯神调理心神；黄连防止心火过盛；白术、茯苓、薏苡仁健脾利湿；五味子、白芥子、白芍、当归养血敛阴，保肝护肝，诸脏同调以治病。

【原文】遗精，下病也；健忘，上病也。何以合治之而咸当乎？盖遗精虽是肾水之虚，而实本于君火之弱，今补其心君，则玉关不必闭而自闭矣，所谓一举而两得也。方用：

人参　芡实　麦冬　生枣仁　当归　山萸（各三两）　莲须（二两）熟地（五两）　山药（四两）　柏子仁（去油）　远志　菖蒲　五味子（各一两）

蜜丸，每日服五钱，白水下。

——《傅青主男科·虚劳门·遗精健忘》

【注】遗精健忘是遗精在发展过程中所致的并发症，临床以记忆力差、遇事易忘为主要特征，而思维意识仍属正常。《傅青主男科·虚劳门·遗精健忘》言："遗精，下病也；健忘，上病也。何以合治之而咸当乎？盖遗精虽是肾水之虚，而实本于君火之弱。"即遗精健忘为心之所病。心本主神明血脉，如若心火内扰，加之本身肾精不固，则发为神志疾病，包含健忘症。遗精本为肾虚，而健忘因于心火之弱，故以补其心君，使玉关不闭而自闭也，实为一举两得之法。方用人参、莲须、芡实、熟地黄、山药、五味子、麦冬、生枣仁、远志、柏子仁、石菖蒲、当归、山茱萸，蜜丸，每日服五钱，白水下。观此方，以人参、莲须、生枣仁、远志、柏子仁、石菖蒲诸药养心安神，而

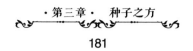

少佐山茱萸、山药温肾助阳。芡实补脾,麦冬助阴,防止心火过盛。众药共奏补助君火之功,以治健忘之症。

傅青主认为,男性性功能异常的疾患如遗精、早泄、阳痿等与心肾不交有关,其明确指出:"如人惊惕不安,梦遗精泄,岂非心肾不交乎?"心与肾之间,由于水火共济失调,阴阳偏盛偏衰,上下互相影响所出现的病变,可以构成多种矛盾,而在矛盾的主次方面又不尽相同。因此傅氏将心肾不交分为三类:其一,以肾水不足为主,如"人病梦遗者,一盖肾水耗竭,上不能通于心……"其病机为肾水不能上济心火,心火偏亢,扰动精室导致遗精。这是病在肾而及于心。其二,以心火不足为主。如"盖迷精虽是肾水之虚,而实本于心火之弱"。其病机为心火不足,不能下交肾阳,温煦肾水,开合失司,玉关不闭而导致遗精。这是病在心而及于肾。其三,心肾两虚者。如"人惊惕不安,梦遗精泄,岂非心肾不交乎"。其病机为心火不足,肾水亦不足,上下不得交养,心气不宁,操守全无,玉关不闭而导致遗精。最后一种情况,如"精滑梦遗,与见室倒戈,则关门下守,肾无开合之权矣。谁知皆心主之虚,而相火夺权,以致如此"。心为君火,肾藏相火,心有所动,肾必应之。病机为君火不宁,相火擅权,心不摄肾,玉关不守而致遗精、早泄。

【原文】此症乃平日过于琢削,日泄其肾中之水,而肾中之火亦因之而消亡,盖水去而火亦去,必然之理。有如一家人口,厨下无水,何以为炊?必有水而后取柴炭以煮饭,不则空铛也。方用:

熟地(一两)　山萸(四钱)　远志　巴戟　肉苁蓉　杜仲(各一钱)　肉桂　茯神(各二钱)　白术(五钱)　人参(三钱)

水煎服。

——《傅青主男科·肾病门·阳痿不举》

【注】阳痿不举,即阳具不能勃起或勃起不坚。多因早婚纵欲,命门火衰,精气虚寒,又与多用脑力,思虑过度,心脾受损等关系密切。此不宜徒

补命门之火，妄投大剂辛温大热壮阳之药，以免生灵明灭于孟浪之手。傅青主认为宜补火寓于补阴之中，阴中求阳，壮阳补火，兼顾心脾。方用熟地黄一两，山茱萸四钱，远志、巴戟天、肉苁蓉、杜仲各一钱，肉桂、茯神各三钱，人参三钱，白术五钱，水煎服。此方熟地黄、山茱萸、杜仲之类，补肾之水；巴戟天、肉苁蓉、肉桂之属，壮肾中之火；佐以人参、白术、远志、茯神，以补心之火。傅氏认为肾火虚多由心火虚所致，若补肾火而不补心火，则反增上热枯竭，故欲补肾火，必须补心火，使水火相济，心肾相交。正如傅氏所云："此证仍平日过于削，日泄其肾中之水，而肾中之火亦因之而消亡，盖水去而火亦去，必然之理。"

傅山提出男性不育症的论述，主要见于《辨证录》，其根据男子以气为主的生理特点，把调气法作为治疗男子不育症的主要法则。傅氏认为阳气者，人身之本也，男子性功能低下，精少、精子质量低下，以及性机能发育不全都与阳气有关，并详细阐述了精、气、火之间的关系：精是气与火的基础，而气为火之本，火为气之所用，少火生气，气足则火盛，气火相济，则精始生，气盛精旺，精旺则火有根，自能生子。故傅山在治疗不育症的方药中，多是补益元气及健脾生气之品配合温阳助火药同用，如巴戟天、肉苁蓉、淫羊藿、仙茅等，并配伍鹿角胶、鹿茸粉等血肉有情之品，阴阳同补，补而不滞。另外，傅山创制"古今第一种子方"——五子衍宗丸，其药性平和，无寒热偏颇，可添精补髓、疏利肾气，不论肾阴或肾阳虚者均适用，现临床凡不育症用其随证加减均可获良效。近年来，大量的临床及实验研究也发现：五子衍宗丸具有增加精子活力及浓度，提高性激素水平，促进机体睾酮的合成或减少其灭活，改善性功能的作用。

另外，五子衍宗丸能保护精子外膜及线粒体膜完整、减轻线粒体肿胀、减少轴丝断裂，避免线粒体损伤，这可能也是五子衍宗丸治疗少精子症、弱精子症机制之一。下面具体介绍傅山常用的治疗不育症的三种方法。

一，补脾肾气法。傅山认为"男子有交感之时，妇人正在性浓，而男子先痿,阳事不坚,精难射远"的不育症属于阳气大虚。"夫气旺则阳旺,气衰则阳衰,此气也乃五脏之真气,非指命门之火也。盖命门原有先天之火气,然非五脏后天之气不能生"。此法也是傅山调气法在临床的具体应用,补脾肾之气,气旺则阳旺,脾肾双补,先后天之气源源不断,以滋命门之火,火为气用,则五脏阳气俱盛,故此法既可起痿,又可助精。临床上患者一般具体表现为射精时无快感或者快感降低,平时稍怕冷,性欲一般,精液清冷,精液常规一般提示活力较低,密度可正常,治疗可用助气仙丹(人参、黄芪、当归、茯苓、白术、补骨脂、杜仲、山药)。方中人参、黄芪大补脾肾之气,气旺则阳旺;配以茯苓、山药、白术之健脾补肾之品,则先后天之气互相滋生,源源不断;而补骨脂、杜仲补命门之火,气火相生,则诸症即除。

二,填精益髓法。傅山认为"男子有泄精之时,止有一二点之精"的不育症,属于肾精亏虚,指出少精也是男性不育的主要原因。病因为先天不足,肾精轻薄;后天若思过劳伤其心,饮食伤其脾胃,生化无源。方用生髓育麟丹(人参、山茱萸、熟地黄、桑椹、鹿茸、龟胶、鱼鳔、菟丝子、山药、当归、麦冬、五味子、肉苁蓉、人胞、柏子仁、枸杞子)。该方的优点是"纯用填精益髓之味,又无金石之犯,可以久服而无害"。方中鹿茸、鱼鳔为血肉有情之品,可补肾填精;熟地黄、山药、菟丝子、枸杞子、肉苁蓉补肝肾,益精髓;人参、麦冬、五味子、柏子仁益气养阴,宁心安神;当归养血活血。诸药配合,共奏滋肾填精与补气养血之功,安有不种子哉。

三,滋肾泄火法。傅山认为"男子有精力甚健,入房甚久,泄精之时,如热汤浇入子宫,妇人受之,必然吃惊,反不生育"的不育症,属于精热之故。治法为补其肾中之水,使水旺而火自平,不必加知母、黄柏苦寒之类以求奏效。方用平火散(熟地黄、玄参、麦冬、生地黄、牡丹皮、山药、石斛、沙参)。傅山使用该方的经验是:补阴而无大寒之弊,泄火而有生阴之效。临床上,精液不液化、免疫性不育以及支原体衣原体感染而导致不育的患者可在辨证论治的基础上参考此方。若证属阴虚火旺的"精热"者效果较好。另外，嘱咐患者少食辛辣油腻刺激食物，忌烟酒。

【原文】至于痿而不振者，乃过于琢削，日泄其肾中之水，而肾中之火亦日消亡。盖水去则火亦去，必然之理。如一家人口，厨下无水，又何以煮爨而生烟，必汲其泉源，而后取其薪炭，可以钻燧取火，以煮饮食，否则空铛安爨也。方用熟地一两，山茱萸四钱，远志一钱，巴戟天一钱，肉苁蓉一钱，肉桂二钱，人参三钱，枸杞子三钱，茯神二钱，杜仲一钱，白术五钱，水煎服。（〔批〕起阳至神丹。）一剂起，二剂强，三剂妙，老人倍加。此方用热药于补水之中，则火起而不愁炎烧之祸，自然煮汤可饮，煮米可餐。断不致焦釜沸干，或虞爆碎也，此皆男治之法也。

——《石室秘录·男治法》

【注】本条文主要指出阳痿的病因，并依据中医的取象思维对其病因做出解释。平日因纵欲或其他原因，导致元精大耗，水火本为阴阳，阴阳互根互生，泄肾水，则火随之灭。肾中之水为元精，火为命门之火、人身至宝，人体生理机能所系于火。火强则生机壮，火衰而生机弱。治疗可用起阳至神丹。

【原文】强阳不倒，此虚火炎上，而肺金之气不能下行故尔。若用黄柏、知母二味，煎汤饮之，立时消散。然而自倒之后，终岁经年，不能重振，亦是苦也。方用元参三两，肉桂三分，麦冬三两，水煎服，即倒。（〔批〕养阳汤）此方妙在用元参以泻肾中浮游之火，尤妙肉桂三分，引其入宅，而招散其沸越之火，同气相求，火自回合。况麦冬又助肺金之气，清肃下行，以生肾水，水足火自息矣，此不求倒而自倒。他日亦可重整戈矛，再图欢合耳。

——《石室秘录·男治法》

【注】本条文中"强阳不倒"主要指阴茎常举而不痿，其病因病机主要为虚火上炎，肺气不能肃降，可服用黄柏、知母。

第三章 种子之方

【原文】鹤龄丹 治阳痿泄遗，不育，五劳七伤。

振山威（即茄茸）一两五钱（砂罐内煮一昼夜，取出，埋土中一宿，晒干为末） 水陆使者（即穿山甲）一两（火酒煮软，酥油搽，炙黄色，为末） 金笋（即熟地）六钱（酒内浸一宿，瓦焙） 玉枝八钱（即生地，人乳浸一宿，晒干） 阴飞郎（即石燕子，坚固者）一对（好酒浸一宿，烧红，投姜汁内浸透） 劈天龙（即苁蓉，酒浸一宿，麸炒为末）九钱 九阳公（即附子，重一两四五钱者为佳，蜜水浸三炷香，白水煮三炷香，焙干为末）三钱 昆山雪（即雀脑，要雄者）十枚（加白硫一分，搅匀摊纸上，晒，为末） 赤羽娘（即红蜻蜓）十对（五月五日取，去翅足） 重阳英（即白菊花，九月九日取，酒浸一宿，为末）一钱五分 寿春紫（即锁阳，黑而实，酒浸一宿，新瓦焙，为末）四钱 宿砂蜜（即砂仁，去皮，为末）四钱 海上主人（即甘草，炙老黄色，为末）三钱 太乙丹（此药无考，用枸杞子，蜜酒浸，晒；为末）五钱 朝云兽（即海马）一对（酥油入铜锅内煎黄色，为末） 补骨先生（即故纸，米泔浸）四钱 乾坤髓（即辰砂，荞麦面色，煨，去面，研）二钱五分 旱珍珠（即白凤仙子，八月半取井水浸一宿，瓦焙）二钱五分 通天柱杖（即牛膝，酒浸一宿，焙）四钱 飞仙四钱（即紫梢花，酒浸一宿，瓦上隔纸焙） 先登（即青盐，河水略洗）四钱 吐蕃丝（即细辛，醋浸一宿，晒）一钱 仙人仗（即地骨皮，蜜水浸一宿，晒）四钱 玉丝皮（即杜仲，麸炒去丝，童便浸一宿）二钱 风流带（即淫羊藿，人乳拌炒）三钱 王孙草（即当归，酒浸一宿，焙）五钱 如字香（即小丁香，花椒水煮一炷香）二钱五分 云门令使（即天门冬，酒浸半日，焙）八钱

——《何氏济生论·卷七》

【注】鹤龄丹即龟龄集。相传1536年，29岁的嘉靖皇帝因自幼体弱，艰于子嗣，朝廷为延续皇室血脉，挽救江山社稷，下诏广征良方。著名方士邵

元节、陶仲文根据《云笈七签》所载"老君益寿散",结合《黄帝内经》"肾主藏精"之医理,斟酌君臣,加减化裁,集天地养生滋补珍品,融道家"炉鼎升炼"技术,制成"仙丹"献上。嘉靖服后,身体日臻强健,并绵延八位皇子和五位公主,惊喜之余,赐名"龟龄集",寓意如"灵龟"一样长寿,并列为"皇家至宝""御用圣药",为皇室秘享。邵、陶二人因献药有功,位跻三孤。当时,皇宫的医药总管是陶仲文的义子,乃山西太谷人,趁告老还乡之机,将"龟龄集"处方和炮制工艺带回太谷,几经辗转,流入"广盛药店"(广誉远前身),使龟龄集得以随晋商美名,誉满海内外。龟龄集因其良好的疗效,目前已列入"国家保密品种""国家中药保护品种",2008年将广誉远中医传统制剂方法(龟龄集)列入第一批国家级非物质文化遗产扩展项目名录。众多现代研究发现龟龄集作用于睾丸细胞,可以抗细胞凋亡、减轻氧化应激损伤,达到提高精液质量的目的。临床应用中发现,合理运用中医辨证前提下,龟龄集对于改善男性精液质量有很好的临床疗效,值得深入挖掘和研究。

【原文】阴常不足,阳常有余,善卫生者,宜常养其阴,俾阴与阳齐,则水能制火,体强无病。今人纵欲者多,精血既亏,相火必旺,真阴愈竭,孤阳妄行。而劳瘵潮热,盗汗骨蒸,咳嗽咯血,吐血等证易作。所以世人火旺致此病者,十居八九;火衰成此疾者,百无二三。是方能骤补真阴,承制相火,较之六味,功效尤捷。为大补肾阴良方,故称"大补阴丸"。

——《丹溪心法》

【注】本条文主要叙述了朱丹溪的学术思想,以及他的基础方大补阴丸。大补阴丸主要由熟地黄、龟板、知母、黄柏四味药组成,其中熟地黄滋养肾阴,生津补髓;龟板可以滋补肝肾阴血,又可以潜浮越之阳;黄柏苦寒泻肾火,可以退虚热,坚肾阴;知母清热滋阴润燥降火。四味药加至阴之物猪骨髓,通过滋阴降火达到养血填精的目的,体现了朱丹溪"阳常有余,阴常不

足"的学术思想。朱丹溪在当时创建性地指出身心欲望过极，相火妄动对身体的危害。当下，大补阴丸应用于肾阴亏虚型的少精子症、弱精子症及相火妄动导致的早泄等病症也有极大的临床价值。再者，有学者报道大补阴丸应用于女性更年期综合征效果也是可圈可点。朱丹溪注重强调养阴同时化痰，大补阴丸配合二陈汤治疗精液不液化也取得了较好的效果。大补阴丸作为一个滋阴降火的基础方，临床价值巨大，值得深入挖掘。

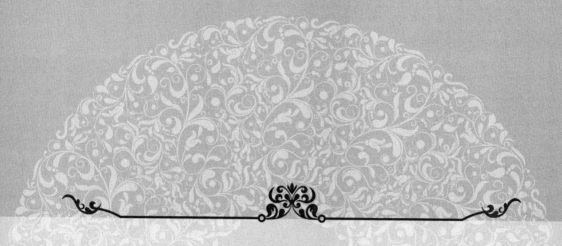

第四章
种子之疾

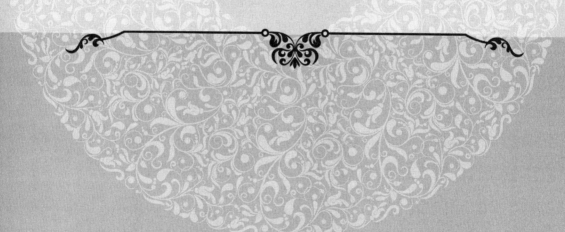

第四章 种子之疾

【原文】强中候

强中病者,茎长兴盛不痿,精液自出是也。由少服五石,五石热住于肾中,下焦虚热,少壮之时,血气尚丰,能制于五石,及至年衰,血气减少,肾虚不复能制精液。若精液竭,则诸病生矣。

——《诸病源候论·消渴病诸候(凡八论)》

【注】强中病,是阴茎坚长,不肯痿软,精液自动流出的病证。这是由于少壮时,服用五石壮阳热药,石热停聚肾中,下焦虚损所致。少壮之时,血气尚丰盛,能够克制石药之热,及至年老体衰,血气减少,肾气虚损,不再能控制精液。假如精液自出不止,则精气枯竭,就会诸病丛生。治当滋阴益肾,泻火敛阳,多选知柏地黄丸或大补阴丸治疗;如若肝胆火热炽盛为主者,当用龙胆泻肝丸治标,后调其本。

强中病,宋以前医书多归消渴门中,认为是服用五石所致。后世又归入肾病门中,与遗精、阳痿等并论,认为与酒色过度有关。这种分类的演变,亦反映着祖国医药的发展与时代风格的不同。

【原文】虚劳阴冷候

阴阳俱虚弱故也。肾主精髓,开窍于阴。今阴虚阳弱,血气不能相荣,故使阴冷也。久不已,则阴萎弱。

——《诸病源候论·虚劳病诸候下(凡三十六论)》

【注】阴萎弱:阴茎不能勃起,或举而不坚,亦称阳痿。萎,亦作"痿"。虚劳而阴茎发冷,这是由于阴阳二气俱虚所致。肾主藏精,又主骨髓,并开窍于前阴。现在阴虚又阳弱,则血气不荣,不能煦濡于前阴,所以引起阴茎寒冷。假如久久不愈,会发展为"阴萎"。

【原文】虚劳阴萎候

肾开窍于阴,若劳伤于肾,肾虚不能荣于阴器,故萎弱也。

诊其脉,瞥瞥如羹上肥,阳气微;连连如蜘蛛丝,阴气衰。阴阳衰微,而风邪入于肾经,故阴不起,或引小腹痛也。

《养生方》云:水银不得近阴,令玉茎消缩。

——《诸病源候论·虚劳病诸候下(凡三十六论)》

【注】瞥瞥如羹上肥:形容阳气衰微的脉象,浮虚无力,不耐寻按。瞥瞥,浮薄之意,又不定貌;羹上肥,指羹汤上漂浮的油脂。连连如蜘蛛丝者:形容阴气不足的脉象。"连连",是连绵不绝;蜘蛛丝,是形容脉象细微,难以寻按。风邪:作风冷之邪理解。

肾开窍于前阴,假如虚劳伤肾,肾气不能外荣于阴器,就会产生阴痿不举。诊其脉,"瞥瞥如羹上肥"者,是阳气微弱;再见"连连如蜘蛛丝"者,是阴气亦已衰少。阴阳之气俱衰微,又以风冷之邪侵入于肾经,所以阴器不能勃起,有的还能引起小腹作痛。

【原文】虚劳少精候

肾主骨髓,而藏于精。虚劳肾气虚弱,故精液少也。

诊其脉,左手尺中阴绝者,无肾脉也。苦足下热,两髀里急,主精气竭少,为劳伤所致也。

——《诸病源候论·虚劳病诸候下(凡三十六论)》

【注】阴绝:在此作"脉短"解。左尺阴绝,乃肾气虚弱之脉,与《伤寒论·平脉法》中"尺脉上不至关为阴绝"之属于死脉者不同。

无肾脉:左尺为肾脉,无肾脉,即上文左尺阴绝之意。《脉经·卷第二·平三关阴阳二十四气脉第一》云"左手关后尺中阴绝者,无肾脉也。苦足下热,两髀里急,精气竭少,劳倦所致",当为这里所本。

肾主骨髓,而所藏为精。虚劳伤肾,则肾气虚弱,所以精液减少。生殖之精化生于肾,肾的精气盛衰,直接关系到生殖之精的产生而影响生殖能力。

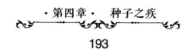

如果肾精不足，天癸不充，不能化生生殖之精，就会出现少精症或无精症。诊其脉，左手尺中脉短，为肾气虚弱之象。假如再见两股内侧紧急，则为精气严重不足之征，这是由于劳伤所致。

【原文】虚劳尿精候

肾气衰弱故也。肾藏精，其气通于阴。劳伤肾虚，不能藏于精，故因小便而精液出也。

——《诸病源候论·虚劳病诸候下（凡三十六论)》

【注】尿精：在小便时精液泄出。

虚劳尿精，是由于肾气衰弱所致。肾主封藏精液，肾气通于前阴。虚劳损伤肾脏，肾气虚弱，肾关不利，不能封藏精液，所以随着小便而精液亦漏出。

【原文】虚劳溢精、见闻精出候

肾气虚弱，故精溢也。见闻感触，则动肾气，肾藏精，今虚弱不能制于精，故因见闻而精溢出也。

——《诸病源候论·虚劳病诸候下（凡三十六论)》

【注】溢精：亦称"漏精"。因见闻感触而精液漏出。

肾气虚弱，不能固摄精液，所以精液易于溢出。有因所见所闻而溢精者，这是感触伤动肾气，肾虚不能摄制精液，所以见闻感触而精即溢出。

张景岳云："精之藏制虽在肾，而精之主宰则在心""正以心为君火，肾为相火，心有所动，肾必应之。"所以精不能藏而漏出。这里"虚劳溢精""见闻精出"，责之于肾，是从"肾气虚弱""不能制于精"的角度提出的，与张氏论证的重点不同。但就全面而论，"见闻精出"，感触而动，实际也不能离开于心，所以后世对遗精、漏精，往往责之心肾两脏。

【原文】虚劳失精候

肾气虚损，不能藏精，故精漏失。其病小腹弦急，阴头寒，目眶痛，发落。诊其脉数而散者，失精脉也。凡脉芤动微紧，男子失精也。

——《诸病源候论·虚劳病诸候下（凡三十六论）》

【注】小腹弦急：指小腹部有紧张感。阴头寒，即龟头寒冷。虚劳精液漏失，是由于肾气虚损，不能藏精所致。常见小腹部拘急，阴头寒冷，目眶作痛，头发脱落等症。诊其脉，数而散者，是失精之脉。大凡脉见芤动微紧，在男子亦是失精之征。"失精"是精液漏失的统称，这里似专指滑精。

【原文】虚劳梦泄精候

肾虚为邪所乘，邪客于阴，则梦交接。肾藏精，今肾虚不能制精，因梦感动而泄也。

——《诸病源候论·虚劳病诸候下（凡三十六论）》

【注】梦泄精，即梦遗。邪：在此可作五志之火理解，尤其是君相之火，与梦遗有密切关系。本卷"虚劳喜梦候"作"厥气"，如云厥气"客于阴，则梦接内"，可参考。

肾气虚弱，为邪气所乘，邪气客于前阴，就会梦中交接。因为肾主藏精，肾气虚弱，不能制约精液，所以因梦感触，即能遗精。

以上五候，虚劳少精、尿精、见闻精出、失精和梦泄精，均责之于肾气虚弱，是从"肾藏精"的角度立论的，重点很明确，但亦要考虑到其他脏的影响，如心与肝等，可结合具体病情研究。

【原文】虚劳精血出候

此劳伤肾气故也。肾藏精，精者血之所成也。虚劳则生七伤六极，气血俱损，肾家偏虚，不能藏精，故精血俱出也。

——《诸病源候论·虚劳病诸候下（凡三十六论）》

【注】虚劳精血俱出,这是由于劳伤肾气所致。因为肾主藏精,而精是由血所生成。虚劳至七伤六极,血气都已损伤,而肾脏尤其偏虚,不能制约精液,所以精血俱出。

【原文】伤寒梦泄精候

邪热乘于肾,则阴气虚,阴气虚则梦交通。肾藏精,今肾虚不能制于精,故因梦而泄。

——《诸病源候论·伤寒病诸候下(凡四十四论)》

【注】梦交通,即梦中性交。伤寒病,邪热侵犯肾脏,则肾阴受损,阴虚则阳亢,就会发生梦交通。因为肾主藏精,肾虚不能固摄精液,所以就会发生梦遗。

【原文】夫虚劳者……七伤是也,七伤者,一曰阴寒,二曰阴萎,三曰里急,四曰精连连,五曰精少、阴下湿,六曰精清,七曰小便苦数、临事不卒。

——《诸病源候论·虚劳病诸候上(凡三十九论)·虚劳候》

【注】巢元方认为男科疾病多因虚而致,邪不能独伤人,脏腑功能虚弱又复感外邪或六淫、劳伤、饮食等致脏腑功能虚弱而致病。

【原文】论曰:《内经》曰:思想无穷,所愿不得,意淫于外,入房太甚,宗筋弛纵,发为筋痿,及为白淫。夫肾藏天一以悭为事,志意内治,则精全而啬出。思想外淫,房室太甚,则固者摇矣,故淫泆不守,随溲而下也。然本于筋痿者,以宗筋弛纵故也。

——《圣济总录·卷第九十二·白淫》

【注】白淫在男子指精液随小便而出。白,指病理性排泄物颜色;淫,当沉溺、贪念过度讲。白淫指因欲念太过,男子尿出白物如精,临床常常伴有梦交、淫念、房劳过度或情志不遂病史。男女均可患病,男子白淫随小便排

出，女子白淫从带下流出。

本病多因情欲不遂，思念太过，导致相火亢盛而成；或因房劳太过，导致心肾虚弱，或素体心肾亏虚，心肾不交，精关失固而成。本病可见于现代医学的男子前列腺炎、女子泌尿系统感染等疾病中，上述疾病于男子出现尿液浑浊，于女子出现带下异常，可以参照白淫进行辨证施治。

【原文】建平孝王妃姬寺……合男女必当其年，男虽十六而精通，必三十而娶；女虽十四而天癸至，必二十而嫁。皆欲阴阳完实，然后交合，合而孕，孕而育，育而子壮强寿。

书云：丈夫劳伤过度，肾经不暖，精清如水，精冷如冰，精泄，聚而不射，皆令无子。

近讷曰：此精气伤败。

——《三元延寿参赞书·天元之寿》

【注】天元之寿，凡精神不耗者，可以得之。

欲不可绝。黄帝曰："一阴一阳之谓道，偏阴偏阳之谓疾。"又曰："两者不和，若春无秋，若冬无夏。因而和之，是谓圣度。"圣人不绝和合之道，但贵于闭密以守天真也。黄帝之语，从人体生理上来论证这一观点。意思是说，阴阳的对立统一是自然界的普遍规律，在正常情况下阴阳总是保持平衡的，人体在正常情况下，也必须保持阴平阳秘，和合适调，才能有健康的身体。如果出现偏阴偏阳，即偏盛偏衰的现象，人就会得病。适度的性生活，正是调和人身阴阳的重要手段。性生活既不可缺少，也不可过纵，以保持人体阴阳平衡为准。所以圣人并不禁绝房室交合之事，贵在求得阴平阳秘，用来守护人体先天的真元之精气。健康的成年男女，思求性生活是正常的，若强忍抑制，久当致病。

欲不可早。《三元延寿参赞书》曰："男破阳太早，则伤其精气；女破阴太早，则伤其血脉。"文章反对早婚，古代医家认为结婚年龄男为三十，女为

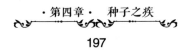

二十。我们今天对青春期的少男少女,必须注意性卫生教育,从生理、卫生、理想、道德、情操诸方面,帮他们度过青春期,使之健康地走向成年。"童年室女,积想在心。思虑过当,多致苛损。男则神色先散,女则月水先闭。"李鹏飞所集这种种论说,应为世人的警言,为父母者,尤应操心之。

欲不可纵。《十问》第五问"尧问舜之接阴治气之道"中说,天下生命最宝贵,养生的方法要审察阴阳变化的规律。人身有九窍、十二节,均安排在一定部位,生殖器与其他器官同时生成,却比其他器官先衰。舜回答,两性交合太多,若不加以节制和约束,就会比其他器官先要丧失功能。故我们要通过性知识教育和性保健研究,来掌握性科学知识,用饮食滋补,并节制两性生活。交合中一定要使男女双方都产生快感,和悦身心,不轻易耗泄精液。这样便可防止性功能的早衰,可以使人长寿。

欲不可强。强力入房,指肾衰或性功能失调之人而假勇勉强行房事,其结果或导致高骨(人体骨骼中很多关节处)伤坏,精髓内枯,腰痛不能俯仰,或体瘦,梦泄,或精去,神离,气散。唐代著名文学家韩愈,晚年有二年轻美妾,因阳事不举,遂服硫黄以助阳,终致丧命,死时才五十六岁。柳宗元的姐夫崔简任连州太守,服钟乳石以助阳,才五十岁,亦丧其性命。此皆强欲之祸,故当戒之。

欲有所忌。饱食过度,房室劳损;大醉入房,气竭肝伤。燃烛行房,终身之忌;忿怒中尽力房事,精虚气节,发为痈疽。恐惧中入房,阴阳偏虚,自汗盗汗,积而成劳;远行疲乏入房,为五劳虚损。《素女经》中,黄帝问素女说:爱好男女交合之事,这本来是人的正常生理欲望,可是有玉茎疲痿不能勃起、气力衰弱、影响身体健康的疾患,请问你治疗这些疾患的方法。素女说:男子进行房中交合之事而造成对身体的损害,都是由于贪恋女色造成的,因而导致生命早夭,寿年折损。男子本应当节制性欲,操守自持。犯贪色病的情况共有七忌。第一忌:每月的末日和初一日,初七、初八和二十二、二十三日,在这些日子里进行男女交合,会损伤男子的精气。第二忌:在雷鸣电闪、风雨交加、昏天黑地、天动地震、日月无光的情况下，不宜行房中。第三忌：刚刚饱食醉饮，谷食之物尚未消化，无力运行，胃内充实，五脏气机尚未调畅。此时行男女交合之事，必致六腑损伤。第四忌：刚小便后，尿道开张，精气耗散，荣卫之气皆未行至，即荣气尚未固集，卫气尚未疏到该部位。此时行男女交合之事，会使人虚弱乏力，阴阳气闭郁结，不思饮食。第五忌：身体劳累，荣气不能固定，卫气不能布散。此时行房，脏气互相干犯，令人气力乏竭，五谷食物不能消化，全身酸痛，起卧不安。第六忌：刚沐浴完毕，男女交合会经受风冷，必遭残伤，少腹挛急疼痛、腰背僵硬疼痛、四肢酸疼、五脏气机不和。第七忌：与女子交合，不将房中法度来持守，强行房事，会导致腠理气血开流，玉茎疼痛受伤，外伤肌肤四肢，内伤五脏六腑。

适欲有度，注意房事养生。李鹏飞主张要保持正常房事生活，不可禁欲，但也提醒人们行房要有度，欲不可早，欲不可强，欲所禁忌，以节欲保精。这种适欲有度的主张，特别是房事养生中的一些禁忌，对现代人保持性卫生和性健康仍有借鉴意义。如大病虚弱未愈或将愈不宜行房事，否则"时病未复作者，舌出数寸死"。对此李鹏飞还引用了《三国志》中的记载："子献病已瘥，华佗视脉曰：'尚虚，未复，勿为劳事，色复即死，死当舌出数寸。'其妻从百里外省之，止宿，夜交接，三日病发，一如佗言，可畏哉。"以此来警示世人。此外，还提醒世人，"饱食过，房室劳损，血气流溢"，易患肠澼；"大醉入房，气竭肝伤"，男性易患阴萎不起，女子则易生恶疮；"忿怒中尽力房事"，发为痈疽；恐惧中入房，则自汗、盗汗、积而成劳；"月事未绝而交接"，易身面萎黄不产；"忍小便入房者，得淋疾，茎中疼痛，面失血色。"

【原文】童子不衣裘帛，前哲格言，具在人耳。裳，下体之服。帛，温软甚于布也。盖下体主阴，得寒凉则阴易长，得温暖则阴暗消。是以下体不与帛绢夹浓温暖之服，恐妨阴气，实为确论。

——《格致余论·慈幼论》

【注】"童子不衣裘裳"语出先秦儒家典籍《礼记·曲礼上》。裘，指动物毛皮；裳，指遮蔽下身的衣裙。清代学者阮元认为，裘皮衣服过暖，易使小儿燥热不适，"裘太温，消阴气，使不堪苦"。之所以不让小儿穿新棉，还是因为它与毛皮衣服一样过于温暖，妨碍孩子生长。

现代认为，阴囊温度过高，不利于精子的数量和质量，与其有相通的道理。

【原文】丹溪曰：梦遗主热，精滑主湿热。许学士曰：治梦遗有数种，有下元虚惫，精元不禁者；有年壮气盛，久旷，经络壅滞者；有情欲淫动，所愿不遂者，名曰白淫。疲惫不禁者，宜补涩。壅滞者，宜清心，以决其壅。其愿不遂者，宜清痰热，以猪苓丸治之。正如瓶中煎汤，气盛盈溢者，如瓶中汤沸而溢。欲动心邪者，如瓶倾侧而出。虚惫不禁者，如瓶中有罅而漏，不可一概用药也。

——《赤水玄珠·第十一卷·梦遗门》

【注】朱丹溪认为，梦遗主要是由热引起的，精滑则加上了湿邪的因素。关于梦遗和精滑的解释，戴原礼云："因梦交而出精者，谓之梦遗；不因梦而自泄精者，谓之精滑。皆相火所动，久则有虚而无寒也。"就是说梦见与异性交合，而出现射精，叫作梦遗；没有梦见男女之情，而出现的射精，叫作精滑。现在来讲，习惯称之为滑精，甚至有部分患者，白天都会出现精液流出的现象。从条文中也可以看出，这里的热，往往是虚热，而不是实热或者大热。这也符合丹溪主张的"阳常有余，阴常不足"学术观点。

梦遗有很多种原因，有的是因为肾元亏虚而不能封藏导致的；有的年轻气壮的是因为长时间没有性生活，储备的精液过多而堵塞经络，时间长了就会溢出来；还有的是有男女交合的意向或者想法，但是不具备条件，导致精液流出，这种情况叫作白淫，也有医家叫作白浊，其成分大部分都是前列腺液。治疗上，对于肾虚失于封藏的，主要治疗原则是补肾涩精。长时间没有性生活，而精多壅滞的，应该清心，疏通经络，让壅滞的经络畅通。对于性生活有想法却没有条件完成的，应该清热化痰，用猪苓丸。

【原文】大智禅师云：梦遗不可全作虚冷治，亦有经络热而得之者。尝治一男子，至夜脊心热，梦遗，用珍珠粉丸、猪苓丸，遗止。终服紫雪，脊热始除。又一男子，脉洪，腰热，遗精，沉香和中丸下之，导赤散治其火而愈。由此知身有热而梦遗者，皆热遗也。

——《赤水玄珠·第十一卷·梦遗门》

【注】遗精有寒热之分，"寒者热之""热者寒之"，热性遗精，要适当清热，热除精自止，否则久而久之易导致肾精亏虚，出现不育等。

【原文】遗精、白浊，当验于尺，结芤动紧，二症之的。

——《寿世保元·戊集五卷·遗精》

【注】本条文主要总结概括了遗精、白浊的脉象。遗精、白浊主要从尺脉论治，依据脏腑定位，"肾脉元在左尺中，膀胱是腑常相应"。遗精、白浊的病理变化总属肾失封藏，精关不固。其病位主要在肾，与心、肝、脾三脏关系密切。病理因素为湿与火。病理性质有虚实之别，且多虚实夹杂。因君相火旺，湿热下注，扰动精室，精关不固而遗者多属实证；肾精亏损，封藏失职，精关不固而泄者多属虚。在病理演变过程中，往往出现阴虚火旺，阴虚湿热等虚实夹杂之证。临床中，可结合结芤动紧脉象，对遗精、白浊进行辨证论治。

【原文】夫梦泄者，其候有三，年少壮盛，鳏旷超时，强制情欲，不自知觉，此泄如瓶之满而溢也，是以无病，不药可也。或心气虚不能主事，此泄如瓶之侧而出也，人多有之，其病犹轻，则以和平之剂治之。真元久虚，心不摄念，肾不摄精，此泄如虚瓶而漏者也，其重病可决也，须作大补汤丸治之，不可少缓。

——《寿世保元·戊集五卷·遗精》

【注】梦泄，又称遗精，本条文主要指出遗精的三条病因并根据不同的原因提出治则用药：其一，年轻强盛之体，无妻过久，克制情欲；其二，心气虚，宜用平和之药；其三，为真元久耗，不能收敛心神，肾气不能固摄精元，此候需用大补汤治之。

【原文】梦遗精滑，总皆失精之病，虽其证有不同，而所致之本则一。盖遗精之始，无不病由乎心，正以心为君火，肾为相火，心有所动，肾必应之，故凡以少年多欲之人，或心有妄思，或外有妄遇，以致君火摇于上，相火炽于下，则水不能藏，而精随以泄。初泄者不以为意，至再至三，渐至不已，及其久而精道滑，则随触皆遗，欲遏不能矣。斯时也，精竭则阴虚，阴虚则无气，以致为劳为损，去死不远，可无畏乎。盖精之藏制虽在肾，而精之主宰则在心，故精之蓄泄，无非听命于心。凡少年初省人事，精道未实者，苟知惜命，先须惜精，苟欲惜精，先宜净心。

——《景岳全书·卷之二十九必集·杂证谟·遗》

【注】梦遗、滑精、遗精都属失精病范畴，虽然证型有所不同，但是病因有相同之处。遗精起初都是心火旺盛，而心肾不交，当心火与肾水平衡被破坏时，肾必然出现问题。比如年轻性欲旺盛之人，或心存淫秽念想，导致心火与肾水平衡被破坏，肾对精的固摄封藏作用失调，导致失精病。刚开始可能不太在意，但时间久了，轻微的触碰都能导致遗精，且性欲低下。同时，精气被消耗，导致阴气化生无源，阴虚劳损，严重危及生命。虽然精气的封

藏在于肾，但是精气的主宰在于心，精气的储存及疏泄，都听命于心。所以未发育成熟的年轻人刚接触性时，要想健康长寿必须珍惜精气，而珍惜精气的前提是克制欲望。

【原文】遗精之证有九：凡有所注恋而梦者，此精为神动也，其因在心；有欲事不遂而梦者，此精失其位也，其因在肾；有值劳倦即遗者，此筋力有不胜，肝脾之气弱也；有因用心思索过度辄遗者，此中气有不足，心脾之虚陷也；有因湿热下流，或相火妄动而遗者，此脾肾之火不清也；有无故滑而不禁者，此下元之虚，肺肾之不固也；有素禀不足而精易滑者，此先天元气之单薄也；有久服冷利等剂，以致元阳失守而滑泄者，此误药之所致也；有壮年气盛，久节房欲而遗者，此满而溢者也。凡此之类，是皆遗精之病。然心主神，肺主气，脾主湿，肝主疏泄，肾主闭藏，则凡此诸病，五脏皆有所主，故治此者，亦当各求所因也。

——《景岳全书·卷之二十八必集·杂证谟·遗精》

【注】遗精的证型分为九种：因为思虑导致的梦遗，精因神动，病因在心；有性欲而不能及时发泄，精液不能正常分泌，病因在肾；每当操劳疲惫时就会遗精，是因为肝脾气虚导致体力欠佳；因焦虑导致中气不足，心脾气虚，固摄无力从而引起遗精；因肝经湿热下注或因肾火旺盛导致遗精；没有明显原因导致的滑精，都是下焦脏腑的虚损，肺肾的固摄作用失调；因禀赋不足，先天的元气不足，又或者长时间服用生冷之品，导致元阳不足；因为年轻气盛性欲旺盛，但长时间没有性生活，这时精满自溢，凡是属于这些原因导致的射精，都属于遗精范畴。心主神，肺主气，脾主运化水湿，肝主疏泄，肾主精液的闭藏。凡是五脏功能失调导致的遗精，必须根据相应的病因从根本上治疗。

【原文】治遗精之法：凡心火盛者，当清心降火；相火盛者，当壮水滋阴；气陷者当升举；滑泄者当固涩；湿热相乘者当分利；虚寒冷利者当温补；下元元阳不足，精气两虚者，当专培根本。

——《景岳全书·卷之二十二必集·杂证谟·遗精》

【注】治疗遗精的方法：若是因为心火旺盛导致遗精，应当清心降火；若是因为肾火旺盛导致的遗精，应当补肾阴以制肾阳；若是因为气虚下陷导致的遗精，应补气升阳；用固涩的方法治疗滑泄导致的遗精；湿热导致的遗精应清热利湿；下焦虚寒导致的遗精应当温补肾阳；元气不足，精气俱虚导致的遗精应当固本培元。

【原文】凡男子阳痿不起，多由命门火衰，精气虚冷，或以七情劳倦，损伤生阳之气，多致此证；亦有湿热炽盛，以致宗筋弛缓，而为痿弱者，譬以暑热之极，则诸物绵萎。经云：壮火食气。亦此谓也。然有火无火，脉证可别，但火衰者十居七八，而火盛者仅有之耳。

——《景岳全书·卷之三十二贯集·杂证谟·阳痿》

【注】男子阳痿多由命门火衰导致，或由于七情因素、操劳等损失精气，气虚则阳亦虚；也有因为湿热因素导致阴茎疲软无力。体内火旺盛与否，可以从脉象辨别，大部分为命门之火衰弱，内火亢盛的人少见。

【原文】凡思虑、焦劳、忧郁太过者，多致阳痿。盖阴阳总宗筋之会，会于气街，而阳明为之长，此宗筋为精血之孔道，而精血实宗筋之化源，若以忧思太过，抑损心脾，则病及阳明冲脉，而水谷气血之海，必有所亏，气血亏而阳道斯不振矣。

——《景岳全书·卷之三十二贯集·杂证谟·阳痿》

【注】思虑过度、焦虑、忧郁、操劳过度，都会导致阳痿。因为宗筋（阴茎）联系所有阴经、阳经，会于气海。阳明经又为诸阳之首，宗筋内部是气

血运行的孔道，而宗筋又依赖于气血的濡养，如果忧思过度导致心脾两经的病变，气血的化生不足，将导致宗筋（阴茎）不能正常勃起。

【原文】凡惊恐不释者，亦致阳痿。经曰：恐伤肾。即此谓也。故凡遇大惊卒恐，能令人遗失小便，即伤肾之验。又或于阳旺之时，忽有惊恐，则阳道立痿，亦其验也。

——《景岳全书·卷之三十二贯集·杂证谟·阳痿》

【注】凡是心中惊恐长时间不能释怀的，可以导致阳痿。中医认为恐伤肾，突然遇到惊吓、恐惧会出现小便失禁。性欲旺盛之时突然受到惊吓，阴茎也会马上疲软。

【原文】其状囊冷，结硬如石，阴茎不举，或控睾丸而痛。得于坐卧湿地，或寒月涉水，或冒雨雪，或坐卧砖石，或风冷处使内过劳，宜以温剂下之。久而无子。

——《景岳全书·卷之三十三贯集·杂证谟·疝气》

【注】中医寒疝症状：阴囊硬肿冰冷，阴茎勃起障碍，轻微牵拉睾丸会有疼痛。病因有很多：长时间坐卧潮湿之地，天气寒冷时涉水或淋雨雪，坐卧冰冷石头上，或者在虚劳时去冷风处。最好用温下剂治疗此类病证，时间长可能导致不育。

【原文】疾病之关于胎孕者，男子则在精，女人则在血，无非不足而然。凡男子之不足，则有精滑、精清、精冷者，及临事不坚，或流而不射者，或梦遗频数，或便浊淋涩者。或好色以致阴虚，阴虚则腰肾痛惫；或好男风以致阳极，阳极则亢而亡阴；或过于强固，强固则胜败不洽；或素患阴疝，阴疝则肝肾乖离。此外，则或以阳衰，阳衰则多寒；或以阴虚，阴虚则多热。若此者，是皆男子之病，不得盖诿之妇人也。倘知其由而宜治则治之，宜反则反之，必先其在我而后及妇人，则事无不济矣。

——《景岳全书·卷之三十九人集·妇人规（下）·子嗣类》

【注】张景岳指出，繁衍后代，男女双方都有责任，女性原因可导致不孕，男性原因可导致不育，不能一味将责任归咎于女性。

【原文】劳之为病，其脉浮大，手足烦，春夏剧，秋冬差，阴寒精自出，酸削不能行。

——《医宗金鉴·订正仲景全书金匮要略注·血痹虚劳病脉并治第六》

【注】脉象浮大而不表现为四时平脉，是虚劳的表现。手足烦，即今之五心烦热，阴虚不能藏阳也。阴寒精自出，即今之虚劳遗精，阴虚不能固守也。酸削不能行，即今之虚劳膝酸，消瘦骨痿不能起于床也。夫春夏阳也，阴虚不胜其阳，所以症状较重；秋冬阴也，阴虚得位自起，所以症状稍缓解。本条文举出了肾阴虚的多点症状，临证中肯定不是每点都能见到，但只要准确抓住一点就可治以滋阴降火，皆能收效。

【原文】浊淋二症，俱小便赤也，浊多虚，淋多实，淋痛浊不痛为异耳。浊淋俱属热症；惟其不痛，大约属湿痰下陷，及脱精所致，惟其有痛，大约纵淫欲火动，强留败精而然，不可混治。

——《傅青主男科·浊淋门·二浊五淋辨》

【注】二浊，指尿浊、精浊二症。尿浊者，小便混浊，白如泔浆，排尿无痛。精浊者，尿道日常滴出白色浊物，小便涩痛，但尿液并不混浊。五淋，指石淋、气淋、膏淋、劳淋、血淋，其证共见小便频数、短涩、淋沥刺痛、欲出未尽、少腹拘急等。脱精，指精关不固，精液渗入小便而下。纵淫，指纵淫欲，指性生活过度。败精，指坏死的精液。

【原文】精少者，虽能射，而精必衰薄。

——《石室秘录·论子嗣》

【注】《诸病源候论·虚劳病诸候》中称精少为"虚劳精少"，指性交时泄精少，甚至只有一二滴，影响生育。由于先天不足，或房室不节，劳心过度，以致耗损精气，精量稀少。肾亏多由素体亏虚，肾气虚弱，命门火衰所致，而致阳事不兴。肾藏精，精血充实，乃能生育，肾阳衰微或肾阴过耗所致的肾元亏损是导致男性不育的重要因素。精少治法是"添其精"，主要是通过补肾等方法实现，方选五子衍宗丸等化裁。临床上，睾丸病变引起精液量过少、精子质量下降、精子活力减弱、死精症、无精症等，均可导致男性不育。精索静脉曲张、隐睾、男性自身免疫因素等，也可导致精子活力下降，受精能力降低，从而影响男性生育能力。其他疾病，如甲状腺、肾上腺疾病，也会间接影响生殖腺轴的调节功能，导致睾丸的生精功能下降，而致少精子症。现代研究证实，核桃肉、黑芝麻、牡蛎、肉苁蓉等含有大量微量元素锌、硒、维生素E和氨基酸等成分，能促进精子生成和提高精子活力。

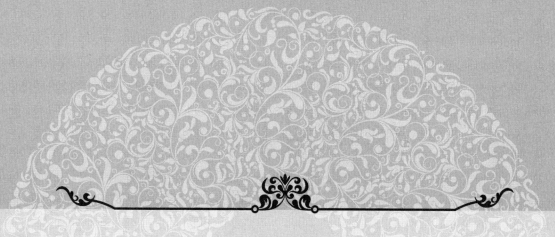

第五章

种子名著

一、《黄帝内经》

《黄帝内经》（简称《内经》）是中医经典之首，中医基础理论阐发的一系列核心问题，基本都源于出自《内经》。《内经》详细记载了"胞"等生殖器官的解剖生理及功能特性，论述了"天癸"作为生殖之精，"至、盛、衰"的全过程；并指出"肾藏精，主生殖"，明确了肾作为生殖的核心，不仅能化生、贮藏生殖之精，也能调控统帅生殖器官的生理机能，顺利完成孕育过程。本书同时论述了任、督、冲、带脉与各生殖器官的关系，以及在生育过程中的作用。

"不育"病名首见于《周易》，而《内经》最早称男性不育症为"无子"。世界卫生组织规定，夫妇有规律性生活 1 年以上，未采用任何避孕措施，由于男方因素，导致女方无法自然受孕，称为男性不育症。《内经》中把"肾为先天之精"作为生殖理论的基础，为后世进一步完善男性以肾为轴心的生殖理论奠定了基础。同时也指出，虽然导致不育的因素众多，但明确其病位和发病的关键仍在于肾，主要病机是肾精亏虚，肾阴阳不足。后世医家在此补肾理论的基础上，提出了"以肾虚为本，以补肾生精为则，以微调阴阳为法"的治疗理论。另外，《素问·上古天真论》中，分别提出了男子生育开始的时间，以及丧失生育能力的年龄，指出男性生育能力随年龄的变化而变化，并阐明了肾精与五脏六腑的关系，突出脾胃为后天之本的重要性，认为肾精受五脏六腑之精而充养，而五脏六腑的滋养又得益于脾胃运化水谷精微，间接说明了脾胃对于肾精补充的重要性，将肾精与五脏六腑密切联系起来，且将先天与后天有机结合，为后世治疗男性不育症打下了稳固的理论基础。

"未病先防"思想是《黄帝内经》治未病思想的重要核心理念之一，是现代医学一级预防思想的高度凝练，对后世临床医学具有深远的影响。疾病的防治绝不能仅依靠"治"这一单一的方法，"防患于未然"是未病先防理念的核心内涵，即通过注重自我管理、自我调养来预防疾病的发生。随着时代的变迁，社会生活方式与环境渐变，与之伴随的是男性不育发生率的攀升，对患者的身心健康、家庭的和谐及人类的繁衍能力造成一定的影响。

《黄帝内经》中提及的"饮食有节"蕴含了丰富的饮食指导思想内涵，《黄帝内经》提及"醉以入房，以欲竭其精，以耗散其真"。酒味辛辣，长期嗜酒，可助湿生热，湿热之"酒家"体质易出现精液异常。"嗜酒不育"与真精耗竭、湿热质、酒诱发生殖系统疾病及影响精液质量等因素有关。饮食得当与否与生育有一定的关系。正如《素问·奇病论》云："此五气之溢也，名曰脾瘅……此人必数食甘美而多肥也，肥者令人内热，甘者令人中满，故其气上溢，转为消渴。"《灵枢·五味论》云："五味入于口也，各有所走，各有所病……咸走血。"《素问·五脏生成》云："多食辛，则筋急而爪枯。"因此，过食肥甘厚味易致消渴，过食咸则易生痰湿、瘀血，过食辛辣则影响肝藏血与主筋的功能，以上嗜食无不对生育有着负面影响。

《素问·上古天真论》云"法于阴阳，和于术数……起居有常"，意为生活作息规律，方可强身延年。长期熬夜之人，造成气血不和，脏腑不和，而终耗伤肝肾阴精，是导致不育的重要因素之一。此外，精子的生成与发育离不开低温环境，常处于高温环境，如桑拿浴与泡温泉，会影响精子的生成与发育，从而造成少精子症、弱精症及畸形精子症等精液质量下降的后果。因此，为了良好的生育力，应规律起居，形成良好的生活方式。

《素问·上古天真论》云："恬淡虚无，真气从之，精神内守，病安从来。"情志不畅是男性不育的重要病机之一，长期压抑的负面情绪得不到宣泄，久之易致肝气郁结，气机不畅，影响生育。《黄帝内经》云："精神不进，意志不治，则病不可愈。"《黄帝内经》又云"百病生于气也"，气郁为六郁之首，可致血、痰、火、湿等诸郁证的发生，变生他疾。《黄帝内经》云"不知持满，不时御神，务快其心，逆于生乐……故半百而衰也"，说明了调整与平衡情绪对预防不育的重要性。因此，恬淡虚无的情志观对预防男性不育具有积极的作用。

《黄帝内经》中对体质健康与疾病预防、导引的论述蕴含着最早关于运动与疾病防治的思想。但《黄帝内经》亦提出了因时而动的运动要求，并且倡导"不妄作劳"，提倡运动要适度，避免"久立伤骨，久行伤筋"。运动不足，久坐少动，气血运行不畅，筋肉失于濡养，进而影响精液的生成与活力，进而导致不育的发生。

二、《金匮要略》

《金匮要略》，东汉张仲景著述，现存最早的一部诊治杂病的中医专著。全书共25篇，方剂262首，列举病证60余种。所述病证以内科杂病为主，兼有部分男科疾病。由于所载方剂具有药味精炼、配伍严密、主治明确的特点，被后世誉为"众方之祖"，为后世方剂学发展的重要依据。

《金匮要略》方剂的特点和《伤寒论》方一样，所收载的大部分方剂确有较高的疗效，如大柴胡汤、肾气丸、栝萎薤白白酒汤、桂枝茯苓丸、胶艾汤、苓桂术甘汤等方，均广泛应用于男科临床。

张仲景将男性不育归属于"虚劳"范畴，《金匮要略·血痹虚劳病脉证并治第六》云"男子脉浮弱而涩，为无子，精气清冷"，认为男子精冷不温是不育的主要病因病机。

三、《针灸甲乙经》

《针灸甲乙经》，又称《黄帝甲乙经》《黄帝三部针经》《黄帝针灸甲乙经》，西晋代皇甫谧撰，12卷，128篇。前六卷论述基础理论，后6卷记录各种疾病的临床治疗，包括病因、病机、症状、诊断、取穴、治法和预后等。采用分部和按经分类法，厘定了腧穴，详述了各部穴位的适应证和禁忌、针刺深度与灸的壮数，是我国现存最早的一部理论联系实际的针灸学专著。书中关于男性疾病和不育的描述也有许多，通过针灸配合中药的方法，来调理人体本身阴阳偏颇，从而治疗男性疾病和不育，具有很好的效果。

四、《诸病源候论》

《诸病源候论》，又名《诸病源候总论》《巢元方病源》，隋代巢元方著，撰于隋代大业六年（610），为我国第一部论述各种疾病病因、病机和证候之专著。全书分67门，1720候。《诸病源候论》是最早最全面的中医病理学专著，该书涉及男科20类病、30余候，对后世男科的病因病机学和男科病的临床辨证论治有很大影响。

巢元方《诸病源候论》的男科病理学思想，主要体现于四个方面：一是肾亏虚劳，精液异常，引起诸如精冷、少精、不射精、漏精（清精）、梦遗、血精、尿夹精诸证。二是肾亏虚劳，阳事障碍。阳弱阴盛主阴冷、阳痿；阴亏火旺则阳强不倒。三是外感诸证，正气未复，过早房事伤肾，如果"自伤"则为劳复；若又感染则为阴阳易。四是风热寒毒诸邪，伤及肾或肝肾之经，邪气下流于阴，而发生外阴痛、肿、痔、疮诸疾。书中关于男科疾病的病种有：茎中痛、尿精、精血出、阴痛、阴冷、少精、失精、阴痿、阴缩、阴下湿痒生疮、阴疮、阴蚀、无子等。

五、《千金要方》

《千金要方》又称《备急千金要方》《千金方》，是中国古代中医学经典著作之一，孙思邈著，共30卷，是综合性临床医著，被誉为"中国最早的临床百科全书"。约成书于唐永徽三年（652）。该书集唐代以前诊治经验之大成，对后世医家影响极大。书中将求子列于第一病。

《千金要方·妇人方上·求子第一》中首先提出"全不产"和"断绪"分类，对后世医家认识和治疗不孕症产生了重要影响。在古代，由于受科学发展和落后医疗条件所限，往往把不孕的原因归咎于女性，认为与男性无关。孙思邈在《千金要方·妇人方上·求子第一》中首先提出"凡人无子，为夫妻俱有五劳七伤，虚羸百病所致，故有绝嗣之殃。夫治之法，男服七子散，女服紫石门冬丸"，明确把不孕原因归属于夫妻双方，明确提出了男女同治的思路，而且针对不同情况提出了不同的方药，弥补了前人的不足，开无子从男性治疗的先河，在历史上有重要的学术价值和社会价值。孙思邈认为虚损是男子不育的主要病因，在治疗上，"补不足"是其主要治法。在《求子门》中，用于男性的方剂有两首，分别为七子散与庆云散。前者为治疗"丈夫风虚目暗，精气衰少，无子，补不足方"，后者则"主丈夫阳气不足，不能施化，施化无成方"。二方均以温阳药物为主，然而在方药配伍上，则注重阴阳并补，同时所选之药也多为温润之品。以七子散为例，方中使用五味子、菟丝子、薪蒌子、石斛、牛膝、山茱萸、巴戟天、肉苁蓉、蛇床子、钟乳粉以补男子精气，兼能强阴；以薯蓣、干地黄、杜仲、鹿茸、远志、人参、黄芪、茯苓等甘平药物补五脏不足；又以附子、天雄、桂心温通阳气，兼能外散寒邪；车前子、牧荆子则渗利湿邪；此外，方中石斛、干地黄等又可制约巴戟天、天雄等的温燥之性。统观全方，补五脏，益精气，温阳而不燥热，补益而不碍邪。后世名方五子衍宗丸即宗此方而成。

五子衍宗丸起源于唐朝，据考证，最早记载于道教的《悬解录》一书，书中有张果老献给唐玄宗的五子守仙方，即是五子衍宗丸的原貌。被誉为"古今种子第一方"。

作为对唐以前医学成就的大总结，《备急千金要方》具有重大的文献价值和临床指导意义。由于汉唐时期与今天中医理论体系的差别，《千金要方·妇人方上·求子第一》关于不育的治疗理论和方剂，也与今天的辨证论治体系不尽相同。不孕不育不仅是一个医学难题，也是一个社会问题。近年来，随着婚育年龄的推迟，生育困难的发病率也有所上升。众所周知，中医药在男科疾病的治疗领域有着独特的优势，探讨《备急千金要方》不育症治疗的理论与特色对于中医治疗不育症无疑具有重要的理论意义和临床指导价值。因而，研究《千金方》关于不育症的治疗，不仅有助于我们研究汉唐时期中医学的理论体系，也有利于丰富和发展现代中医不育症的辨证体系，进而提高临床疗效。

六、《圣济总录》

政和年间（1111—1118 年），宋徽宗赵佶诏令征集当时民间及医家所献大量医方，又将内府所藏的秘方合在一起，由圣济殿御医整理汇编而成。全书包括内、外、妇、儿、五官、针灸、养生、杂治等，共 66 门。全书共收载药方约 2 万首，既有理论，又有经验，内容极为丰富。在理论方面，除引据《内经》《伤寒论》等经典医籍，亦注意结合当时的各家论说，并加以进一步阐述。在方药方面，以选自民间经验良方及医家秘方为主，疗效比较可靠。

书中关防治男性病证经验非常多。如诊治阳痿、遗精，是书多以肾虚精亏立论。《圣济总录·卷第一百八十五》载："论曰：肾主水，受五脏六腑之精而藏之，所谓天一在藏本立始也。若肾脏衰，精气不固，或因溲而出，或因闻见而溢，或因虚劳，漏泄精气，或因邪气乘虚，客于阴为梦遗，皆肾虚也，宜补以固之，故法宜以涩去脱。"《圣济总录·卷第五十二》载："肾脏虚损，阳气痿弱者，由嗜欲不节，劳伤肾气，精血耗竭，府藏虚损，血气不能充养故也。"故治疗大法总以补肾益精为要。治疗阳痿，分平补、峻补二类。"平补之法，欲阴阳适平而已。""凡病虚则补之，不必专用热药，若肾虚之证，尤当以益精髓为先。"是书汇集多种平补方，如"平补下元，治诸虚冷，益阳道，令人久立不倦，年八十岁服之，面不焦枯，楮实丸方"。又如"治男子下元虚冷伤惫，牛膝附子煎丸方"。峻补之法，适用于虚寒重证，如"治久冷，峻补元藏，青硫丸方""治元阳气虚，补暖，金液丹方"。方中时用硫黄，现代名中医张泽生治阳痿，擅用硫黄鸡（硫黄 6g，每日 1 包，拌入饲料中喂公鸡 1 只，连喂 15 天，把此公鸡杀掉，去毛及内杂，加水煮熟即成），吃鸡喝汤。但硫黄大辛大热，不可妄投及久服，亦需与养阴滋肾之剂同用。由于制法特殊，可供临床诊治时参考。治疗遗精，分四类方药，《圣济总录·卷第一百八十五》载：治精气不固者，可用玉真丸、固精丸方等；治心火太过,"热盛梦泄,怔忡恍惚,膈壅舌干",可用清心丸方;治湿热下注,梦遗频作,小便热赤,可用"黄甘丸方";治心肾不交,梦遗滑泄,可用远志丸方。辨治深得要领,可供师法。

《圣济总录·卷第一百八十八·食治门》宗《千金要方》食治之说,列有药酒、膏滋、药粥、药饼、药膳等多种制剂。药酒疗法,功效特殊。《圣济总录·卷第四》谓:"酒性酷热,主行药势""古法服药,多以酒者,非特宣通血气而已,亦以养阳也。"书中列有多则治疗阳痿的药酒方,如"补精益气,仙灵脾酒方"。据现代临床研究证实,仙灵脾浸酒服,治男子不育症每获佳效。又如《圣济总录·卷第一百八十五》载"浓煎苁蓉酒",入少盐,调下鹿茸散方,"治肾元虚,精气耗惫,腰脚酸重,阳道痿弱"。膏滋,为常用的一种药膳,明清时期将唐宋时期的"煎"改称为"膏"或"膏滋",故"煎"方乃后代膏滋的滥觞。是书录有不少"煎"方,如"治精极,骨髓虚竭,补益,麋茸煎方。麋茸五两,去毛酥炙黄,捣为末,以清酒二升,银石器中,慢火熬成膏,瓷器盛。每服半匙,温水调下,空心食前服"。方中麋茸为鹿科动物麋鹿的未骨化而带有茸毛的幼角,有壮阳补精功效,主治男子阳痿、女子不孕等,为填补精髓之要药。药膳方治疗男子病证,也每多奏效。《圣济总录·卷第一百八十五》载:法制煨肾方,"治阳衰下脏虚弱"。取巴戟天、荜澄茄、怀香子、附子各等分,为细末,"每服用羊肾一对,各批开去白,入药末一钱匕,匀掺,入葱丝少许,用湿纸裹,慢火中煨熟食之"。又如"煨肾附子散方",治肾脏虚惫,遗精盗汗梦交。《圣济总录·卷第五十四》载方,用羯羊子肝,去筋膜,切作小片子,入附子散之药末在内,入葱白、盐、醋少许,拌和匀,用竹杖子作串子,于猛火上炙令香熟,乘热吃,用温酒一盏半下,空心早晚食前,"治三焦俱虚,脾肾二脏冷气,滑泄不止"。味美佳肴,法简效宏。

《圣济总录·卷第四·渍浴》一节,强调药浴疗法的功效为"宣通形表,散发邪气"。具体方法,在《圣济总录·卷第一百八十五》有多则药浴方,如

"外固洗浴，还童汤方"，药物组成为：藿香叶、吴茱萸、桂、炮姜、肉苁蓉各半两，白附子、蝉蜕、天南星、菟丝子、莎草根、零陵香各三分。上药共捣粗末，"每用五钱匕，水半碗，煎三五沸，热洗，以软帛干裹，避风"。又如"外固淋浴，丁香汤方"，取丁香、桂、紫稍花、顽荆、蛇床子各一两，苍术、杜仲各二两，共研粗末，"每用半两，水三升，同煎至二升。连脐腹丹田淋浴"。再如"补元阳，淋洗方"，取蛇床子、百花窠、零陵香、藿香各一两，共研粗末，"每临卧时，用药末五钱匕，水五升，同煎三五沸，乘热淋洗"。以上三方均有补壮元阳功效，治疗阳痿不举等症。同时，注重内外兼治，以加强疗效。如《圣济总录·卷第一百八十五》载，有补精益气功效的仙灵脾酒，治阳痿时，"服此酒后，更用此浴药淋浴，壮阳气"。药浴方为紫稍花散方，共捣粗末，"每用一匙，水一升半，煎至七八合，乘热先熏通手浴之"。此例内服药酒，外用药浴，补精壮阳作用显著，效如桴鼓。

七、《妇人大全良方》

《妇人大全良方》，又名《妇人良方集要》，简称《妇人良方》，24 卷。宋代陈自明撰于南宋嘉熙元年（1237）。全书分为调经、众疾、求嗣、胎教、妊娠、坐月、产难、产后八门，24 卷，266 论，1118 方，48 例医案。书中引录南宋前与妇产科有关的医书近 30 种。该书在编写体例上分门列病，每门又分若干病证，分述各病的病因、证候及治法。在论治方面，书中涉及妇人在不同生理阶段的各种疾病近 200 余种，总结出"产前先安胎、产后先补益"等治疗大法。该书保存了大量已佚的中医妇产科文献及其他佚书中的有关资料。

书中卷之九《求嗣门》对于男性不育有独到见解，所收录方剂广泛应用于男科临床。

陈士铎将婚育过早归入不孕不育的病因，主张"合男女必当其年；男虽十六而精通，必三十而娶；女虽十四而天癸至，必二十而嫁"。认为男女都必须在生理上发育成熟后婚育，当男女双方气血充盛，肾精充足，阴阳完实，此时孕育方能有子,而且"坚壮强寿"。否则,"阴气早泄,未完而伤,未实而动,是以交而不孕,孕而不育,育而子脆不寿",即肾气未充,婚育过早,可能导致不孕不育,或者流产、夭折等不良后果。现代研究也表明,首次性行为年龄较早可导致女性心理和生理上的损伤,是不孕症发生的危险因素。

陈士铎引用《千金方》曰:"妇人求子者,服药须知次第。"所谓"次第",即为男女同治,且强调服用药物的顺序。其具体治疗方案为男方服用七子散,以治疗精气衰少;女方先内服荡胞汤并外用坐导药,以祛寒湿、逐瘀血,然后接着服用紫石门冬丸温肾暖宫、理气活血、调理冲任。原文还强调"不知此者,得力鲜焉",认为不按次第服药,疗效将难以得到保证。可见陈士铎对次第服药的重视,主张治疗过程必须男女同治,按规律服药。陈士铎不仅在治疗上强调男女同治,还强调夫妻双方在备孕期间检查的重要性,认为"凡欲求子,当察夫妇有无劳伤痼害之属,依方调治,使内外平和"。如果患有疾病或者身体虚弱,应当先予以相应的治疗或者调理,使"内外平和",身体处于健康状态才能有孕。同时,也提示了陈士铎次第用药,应当包括夫妻双方影响先后为治疗重点这一内涵。

《妇人大全良方·求嗣门》中对不孕不育论述较为全面,理法方药俱备,对不孕不育症的见解独到,特色鲜明,为当代临床提供了参考,值得深入研究。

八、《三元延寿参赞书》

李鹏飞(1236—?),宋末元初池州九华山(今安徽省池州市青阳县)人,晚年自号澄心老人。《元史·孝义·羊仁传附李鹏飞传》载:"李鹏飞,池州人。生母姚氏,为嫡母不容,改嫁为朱氏妻。鹏飞幼,不知也。年十九,思慕哀痛,誓学医以济人,愿早见母。行求三岁,至蕲州罗田县得焉。时朱氏家方疫,鹏飞起之,遂迎还奉养。久之,复归朱氏,时渡江省觐。既卒,岁时携子孙往祭墓,终其身。以有司所请,旌其间。"在《三元参赞延寿书·

序》中亦提及李鹏飞身世，"仆生甫二周，而生母迁于淮北，壮失所在，哀号奔走淮东西者，凡三年。天悯其衷，见母于蕲之罗田"。李鹏飞于宋代宝祐六年（1258）寻母途中，途经庞居士旧址，偶遇宫姓道人采药至此，年九十而鹤发童颜，清越脱俗，诘其寿养之道，告及"三元之说"。然仓促之间，李鹏飞未得其详。10年之后，宋代咸淳四年戊辰（1268），李鹏飞在杭州再次遇到此人，见其容颜不改，颇为惊叹。于是虔心请教，道人告曰："人之寿，天元六十，地元六十，人元六十，共一百八十岁。不知戒慎，则日加损焉。精神不固，则天元之寿减矣；谋为过当，则地元之寿减矣；饮食不节，则人元之寿减矣。当宝啬而不知所爱，当禁忌而不知所避，神日以耗，病日以来，而寿日以促矣。"并指出其寿养之道并无他异，不离岐黄老聃孔孟等圣人之法。复遗赠"函三为一图""还元图"二图。李鹏飞自此按宫道人所言，搜集诸书而成编，序于元代至元二十八年辛卯（1291）。

此书目前单行者仅有明嘉靖刻本和抄本，并有《道藏》《寿养丛书》和《格致丛书》中的丛书本。

李鹏飞认为，保养天元之寿在于使"精气不耗"。养护先天之精气是延寿的中心环节，而房事有度是养护精气的主要方法。房事养生的方法主要有三个方面：一为房事不可绝，即"欲不可绝"，指出房事是平衡阴阳的方法，不可偏废；二是房事不宜过度，即"欲不可早""欲不可纵""欲不可强"，指出房事是保养先天之精的关键；三是房事当有所避忌，即"欲有所忌""欲有所避"，指出房事养生需要注意的事项。

九、《格致余论》

《格致余论》，元代朱震亨撰，成书于元至元七年（1347），是我国最早的一部医话专著，因"古人以医为吾儒格物致知一事"而得名。

朱丹溪继承前人的节欲思想，并提出自己独到的见解，他认为男女婚嫁是自然规律，但提倡晚婚晚育，男子必近三十、女子必近二十而后嫁娶。朱丹溪目睹当时社会上"多酗酒纵欲，精竭火炽"的现象，开篇《色欲箴》中就提到男女之情，要"成以礼之"，认为性生活的目的主要是成就父子之亲，维持夫妇之义。并提出具体的方法，"谨四虚"以节制房事。一谨"年之虚"，即夏季火土旺的四月、五月、六月，冬季火要潜藏的十月、十一月，是一年中最虚弱的时候，其间应"独宿而淡味"；二谨"月之虚"，在上弦月前、下弦月后、月廓空虚时，即农历初八、初九之前，二十二、二十三之后，当月亮空廓，是一月中人最虚弱的时候，应远离房事；三谨"日之虚"，即在天气突变，情志不舒，醉饱劳倦时，是一天中人最虚弱，应戒女色；四谨"病患初退，疮痍正作"时，即在病初愈，疮痍正在发作时禁同房，这些具体的原则和方法表明朱丹溪十分重视节欲以保护阴精的观念。现代医学也注意到性生活过多会对健康产生不利的影响，如饮酒后、精神过度兴奋、情绪不安、身体不适、过度疲劳的时候，均不宜过性生活，女性在经期、产褥期等也应禁房事。朱丹溪认为相火是生命活动的原动力，但"相火易起，五性厥阳之火相扇，则妄动矣"。种种外界的刺激，人心往往难以克制而妄动。相火听命于君火，君火安宁，清静无为，相火就会"守位禀明"，发挥正常的生理功能。心为君主之官，心静则一身俱静，心动则五脏六腑皆摇，节欲的关键是收心养心。因此，他提倡"人心听命乎道心，而又能主之以静"，通过"收心"以安相火。

十、《摄生众妙方》

《摄生众妙方》，医方著作，十一卷，明代张时彻辑，刊于1550年。本书汇辑诸方分为通治诸病、危病、补养、诸风、伤寒、感冒等47门。各门因病证列举有效成方。但由于编者随见闻而录，内容不够系统完备，复选集临床各科单验方，另撰《急救良方》二卷，与《摄生众妙方》合刻问世。现存初刻本等多种明刻本、清刻本等。其最后一卷"子嗣门"对男性不育症多有记载。《摄生众妙方》是对五子衍宗丸进行详细记录的最早的医学著作，该书对五子衍宗丸功效描述如下："男服此药，添精补髓，疏利肾气，不问下焦虚实寒热，服之自能平秘，旧称古今第一种子方"。

十一、《广嗣纪要》

《广嗣纪要》又名《万氏家传广嗣纪要》，16卷（另有5卷本），明代万全（字密斋）撰，约刊于16世纪中叶。此书着重论述男女子嗣、妊娠杂病、诸种难产以及婴儿疾病的病因证治及其方药，末附幼科医案18则。书中并阐述影响生育的男女生殖器畸形、损伤"五不男""五不女"等10种病证。全书内容较广，学术、临床颇有新意。本书前五卷为"修德篇""寡欲篇""择配篇""调元篇"和"协期篇"，主要论述不孕证治。认为除了药物调补元气，以却其疾外，还须重视起居、摄生，静心寡欲，选择"的候"（即排卵期）进行房事；后十一卷主要载述妊娠杂病、胎产证治及育婴方论、儿科医案等。关于男女交配受孕成胎的规律，《广嗣纪要》提出："一曰修德，以积其庆；二曰寡欲，以全其真；三曰择配，以昌其后；四曰调元，以却其疾；五曰协期，以会其神。"按照万氏的说法，"修德以求福，寡欲以养心，配必择良，药不忘饵"，再加以"交会应期"，此即为"有子之道也"。万氏的上述观点可表述为二点：第一，男女双方均需有健全的生殖功能和健康的身体条件；第二，男女双方要诚心求子，把握适宜的性交频度和受孕良机。

在封建时代，生育后代是人生、家族乃至整个社会的一件大事。《广嗣纪要》在系统地揭示自然的生育规律的同时，运用传统的中医学理论对晚婚晚育、优生优育、一夫一妻、生男生女，以及性爱欢娱等有关问题，也做了一定的阐述。万氏认为，"夫男子以精为主，女子以血为主，阳精溢泻而不竭，阴血时下而不愆，阴阳交畅，精血合凝，胚胎结而生育蕃矣。不然，阳衰不能下应乎阴，阴亏不能上从乎阳，阴阳抵牾，精血乖离，是以无子"。因此，"男子当益其精，女子当益其血，节之以礼，交之以时"，既不可以纵欲无度，也不可以婚嫁过早。子形肖于父母，"弱男羸女补养之法，诚求子之所当讲求者也",惟有如此方能保证后代健康。而"一夫一妻,情爱不夺,至如交合之时,自然神思感动,情意绸缪"。至于生男生女,源于"夫妇媾精,阴阳分形,阳精胜者为男,阴血胜者为女"。男女性爱欢娱,则"不惟有子,且有补益之功"。在万氏所处的时代,能有如上的认识,应属难能可贵。在万氏的学术思想中,"男精女血"的著名论断是生育过程中的核心内容。

万全在《广嗣纪要》中引用《金匮要略》"男子脉浮弱而涩,为无子,精气清冷",指出了男子不能生育者的脉证,还详列出男子5种病,并对每一种进行描述:"一曰生,原身细小,曾不举发。二曰犍,外肾只有一子,或全无者。三曰变,未至十六其精自行,或中年多有白浊。四曰半,二窍俱有,俗谓二仪子也。五曰妒,妒者忌也,阴毒不良。"此五种病"不能配合太阴,乏其后嗣也"。

十二、《赤水玄珠》

《赤水玄珠》全称为《赤水玄珠全集》,为明代孙一奎所作,为《孙氏医书三种》之一,最早出现于明代万历十二年(1584)。其书名多人不解,其实为孙氏引用多处典故以凸显其书的至真至贵。其典故主要引用《庄子·外篇·天地》之"赤者,南方明色""水出昆仑山下"。"玄珠"代指玄妙的珠宝。孙氏本意一是为了表达其一生的心血著书的宝贵;二是告诉众人,病之变化千奇百怪,要自己领悟,要用心去领悟医学的意义和道理。其书30卷,分76门,随证附方,兼述医理,论述了内、外、妇、儿各科疾病。书中记载了孙氏所创温补下元的"状元汤""状元散"等方药,在临证施治上反映了孙氏"命门动气论"理论的创见。本书广泛参考了170余部著作,其中参考的很多著作已经失传,所以有极其重要的文献价值。

十三、《医方考》

《医方考》,明代医家吴昆编著,全书共6卷,为历史上第一部方论专著。

该书收集历代常用方700余首，按病证分为中风、伤寒、感冒、暑湿、瘟疫等44类，每类下集同类方若干首，揆之于经，酌以己见，订之于证，发其微义，对各方阐明其组成、方义、功用及药物配伍。《医方考》一书对后世影响深远。汪昂认为《医方考》"但家之言，其于致远钩深，或未彻尽"。全书选方精确，论理清楚，是学习方剂学的重要参考书，其"广嗣门"所载方药对现今男性不育临床治疗亦有重要意义。

十四、《寿世保元》

《寿世保元》，明代龚廷贤撰著，成书于万历四十三年（1615），共10卷。其中，卷一为基础理论，卷二至卷六为内科杂证，卷七为妇科，卷八为儿科，卷九为外科，卷十为民间单方、杂治、急救、灸疗等方。本书与《万病回春》相为羽翼，内容亦多相似，惟对中医基础理论的阐述较详。龚氏在"医说"中，概述了"神农尝百草"和《黄帝内经》《难经》《伤寒》《金匮》及后世医家的贡献，强调中医理论本于《内经》。书中对临床各科疾病的证治亦阐述精详，每病证之下均先采前贤之说分析病因，然后列述症状，确立治法，后备方药，有的尚附有验案。

十五、《济阴纲目》

《济阴纲目》是武之望根据王肯堂《证治准绳·女科》，加以重订条列，编为《济阴纲目》五卷。武氏尤长于医术，公余之暇常为人治病，不但积累了丰富的临床经验，而且医学理论造诣很深。其所著《济阴纲目》，至今仍被誉为是中医妇科权威性著作。全书5卷，卷一为调经、经闭、崩漏、赤白带下诸门，卷二分虚劳、血风、积块、浮肿、前阴诸疾等门，卷三至卷五分别为求子、胎前、临产、产后、乳病诸门，选方较详尽，后世视为妇产科的重要参考书。书中对求子方面辨证与治疗的阐述，亦对男性不育的临床治疗有一定指导意义。

"医之上工，因人无子，语男则主于精……以补肾为要"，武氏认为男子不育，多因肾精亏虚。肾藏精，主生殖，肾精乃生殖之精，是肾气的物质基础。武氏还认为男子肾精的强弱还会影响生男生女，"精胜其血，感者成男……精不胜血，感者成女"，故有男精厚则生男，男精薄而稀则生女之说。袁了凡提及聚精之道："一曰寡欲，二曰节劳，三曰息怒，四曰戒酒，五曰慎味"。《济阴纲目》言肾为精之府，凡男女交接，必扰其肾，肾动则精血随之而流，外虽不泄，精已离宫，是故贵寡欲。《内经》云："精不足者，补之以味。然浓郁之味，不能生精，惟恬淡之味，乃能补精耳。"是故慎味。稼穑作甘，世间之物，惟五谷得味之正，但能淡食谷味，最能养精。武氏认为补肾养精之道"须半夜子时，即披衣起坐，两手搓极热，以一手将外肾兜住，以一手掩脐而凝神于内肾，久久习之，而精旺矣"。

十六、《景岳全书》

《景岳全书》，明代张介宾撰，六十四卷。其首选《内经》《难经》《伤寒》《金匮》之论，博采历代医家精义，并结合作者经验，自成一家之书。全书成于景岳晚年，在其殁后刊行。首为《传忠录》三卷，统论阴阳、六气及前人得失。次《脉神章》三卷，载述诊家要语。再次为《伤寒典》《杂证谟》《妇人规》《小儿则》《痘疹诠》《外科钤》。又《本草正》，论述药味约三百种。另载《新方八阵》《古方八阵》，别论补、和、寒、热、固、因、攻、散等"八略"。此外，并辑妇人、小儿、痘疹、外科方四卷。

景岳认为，艰嗣之病可因于女方，亦可来自男方，"不得尽诱之妇人"。而其总的原因主要是气血阴阳之不足，"凡男女胎孕所由，总在血气。若血气和平壮盛者，无不孕育，育亦无不长。其有不能孕者，无非气血薄弱，育而不长者，无非根本不固。即如诸病相加，无非伤损血气"。又云："疾病之关于胎孕者，男子则在精，女子则在血，无非不足而然。"故从其病机来看有精血不足、气血亏虚、肾虚（包括肾阴虚和肾阳虚）等。

景岳认为男性不育主要表现在精病，有由各种原因引起的精滑、精清、精冷、阳痿、早泄、梦遗频数、淋浊、不射精等，"或以阳衰，阳衰则多寒，或以阴虚，阴虚则多热"。而女性不孕主要表现在月经异常，"欲察其病，唯于经候见之"，包括月经的期、量、色、质的改变及痛经等。景岳提到宫寒亦是女性艰嗣的病因。

张景岳乃肾命学说的代表人物之一，因而在脏腑上首重肾命，次及脾胃，还提出"阳常有余，阴常不足"的观点，治疗上亦主张扶阳补阴为第一大法。他在《论治篇》中说："凡临证治病，不论有虚证无虚证，但无实证可据而为病者，便当兼补。"这些观点，在对艰嗣的辨治上亦得到了充分的证明。他认为艰嗣的治疗应以补肾健脾，养血益气为主，"切不可杂以散风、消导及败血、苦寒峻利等药"，因为久服攻伐之品会耗损真元反致难以孕育，乃艰嗣用药之大忌。他还主张对艰嗣要辨证施治，在《药食》中云："种子之方，本无定轨，因人而药，各有所宜。故凡寒者宜温，热者宜凉，滑者宜涩，虚者宜补。去其所偏，则阴阳和而生化著矣。"并且批评了只知传方不加辨证的错误倾向。景岳在治法运用上的另一个特点就是阴阳双补、精气两治。他认为"善补阳者，必于阴中求阳，则阳得阴助而生化无穷；善补阴者，必于阳中求阴，则阴得阳升而源泉不竭"，又云"善治精者，能使精中生气；善治气者，能使气中生精，此自有可分不可分之妙用"。从此出发，创造了左归丸、右归丸、镜麟珠、赞育丹等方，至今仍广泛应用于艰嗣的治疗。对男性不育的治疗，张景岳认为重在治精，因为精病是男性艰嗣的主要原因，这与现代医学的观点恰好一致。而治精则主要通过补肾益精来实现。用方有还少丹、全鹿丸、左归丸、右归丸、赞育丹等。

十七、《妙一斋医学正印种子编》

《妙一斋医学正印种子编》又名《医学正印种子编》，为明代岳甫嘉所撰，成书于明崇祯八年（1635），是一部种子专著。本书从男女双方探讨种子优生之奥机，分男女科各一卷。上卷男科，首列"先天灵气""交合至理""交合有时""养精有道""炼精有诀""胎始从乾""父精母血""脉息和平""服药节宣""服药要领"诸论，主要论述了男子葆精在求嗣得子中的重要作用；后有"成效举略"，列验案八则、验方三十三方。虽仅载验案八则，但八者皆奇，诊治结合，涵盖多法，完整体现了岳甫嘉诊病重视脉症合参，尤以诊脉见长的诊治特点。所载三十三方，多从肾水和心火论治，尤其强调脾胃中焦的运化作用，且有补有泻，打破了传统治疗男性不育专补肾精的固化模式，对临证治疗男性不育有重要指导意义。整卷层次分明，环环相扣，理法清晰，方药完备，充分反映了岳甫嘉论治男子不育症的辨证思路和用药特色。下卷女科，主张治女子不孕以调经为主，其要总归于调脾胃，养气血，慎用大破、大散、大寒、大热之峻剂，亦附有成效举略与验案，颇便参考。

岳甫嘉十分强调养精对求嗣的决定性作用，主张男子若"能葆合先天之灵气（精气），其于求子之道，思过半矣"。在生活起居方面提出了"寡欲"以聚精、"节劳"以惜精、"惩怒"以藏精、"戒醉"以护精、"慎味"以补精为求嗣正道。强调求嗣种子要摄生养精、借资药力、养元益精，三者相得益彰，不能徒恃药力而忽视摄生。

种子求嗣必须讲究辨证论治。岳甫嘉指出服药种子的关键在于对证选方，才能取得预期的疗效，故"特著经验良方，并斟酌温凉补泻之剂，对症之虚实寒热而考订之，庶为广嗣者之一助云"。并强调："列方虽非一种，取效不在兼收。或良工察脉而虚心审证，或病者自知寒燠而对证选方。"脾为后天之本，主运化水谷精微，为气血生化之源。脾胃健则气血充，生精有源，种子有望。如若体虚精亏，艰嗣难育，岳甫嘉认为应先理中州。健运脾胃，补益后天，水谷精微而能聚精归肾，精旺则子盛。

肾主水、藏精，心主火、藏神。肾水应上济于心火，心火宜下交于肾水，如此则心肾相交，水火既济，心神安宁，肾精宁谧，施泄有时，故能种子毓麟。综观岳甫嘉附方中所列的心肾种子丸、广嗣既济丸、补心滋肾丸、柏鹿种子仙方等，都是从心肾论治，充分体现了岳甫嘉种子求嗣心肾同治的用药特色。

岳甫嘉以补肾固精药为主，酌配续断、菟丝子、枸杞子、山茱萸等以补益肝肾，而收标本兼治之功。但固精种子方与一般的涩精止遗方有异，虽皆用收涩之品，但固精种子方则以补肾收涩为主，忌用龙骨、牡蛎之黏涩，以防施精不全而影响受孕。岳甫嘉求嗣毓麟方药，大多意在缓图，即岳甫嘉所言："在男则用中和之剂，收固真阴，以为持久之计。"所以岳甫嘉组方用药贵乎温和，忌大寒、大热之剂，云："肾虽属水，不宜太冷，精寒则难成孕，如天地寒凉，则草木必无萌芽也""专用热药，徒取亢阳用事，快一时之乐，久之而精血耗散，祸乃叵测。"

岳甫嘉在重视用内服药调治不育的同时，也不废外治法。立熏脐延龄种子方，并谓此方传自异人，非遇知音，未可轻授。书中详述了具体的熏脐方法。

十八、《辨证录》

《辨证录》，综合性医书，14卷，清代陈士铎撰，约成书于康熙二十六年（1687）。内容包括内、外、妇等各科病证。以"辨病体之异同，证药味之攻补"为特点，故称为《辨证录》。

陈士铎认为，精液数量少，多因先天不足所导致，而并非肾水不足，也有后天所致者，如过于劳累、过思劳心、多食伤胃都能耗精。陈士铎认为此证亦可通过益精填髓之法治之。传秘方生髓育麟丹，陈士铎言此方"妙在纯用填精益髓之味，无金石之犯，可以久服无害，不但可以种子，兼可益寿延年"。精液稀少者，多因先天不足或者后天劳伤所致，对此种患者，通过滋补肾水之法收效甚微，而应通过益精填髓之法，多用血肉有情之品，可使肾精充足，精液量得以增多。

陈士铎认为，男子有身体肥大者，必多痰涎，往往不能生子，因为"精中带湿,留入子宫而仍出也"。精必贵纯,湿气杂于其中,则胎多不育,即子成形,生来必夭殇,不能长寿。凡人饮食,原该化精而不化痰,然多痰之人,饮食虽化为精,而湿多难化,乘精气入肾之时,亦同群共入,正以遍身俱是痰气,肾欲避湿而不能也。湿既入肾,则是精非精粹之精。治法必须化痰为先。但是徒消其痰,而痰不易化,因为"痰之生,本于肾气之寒;痰之多,由于胃气之弱,胃为肾之关门……胃气先弱,不能为肾关其门,肾宫又寒,内少真火之运用,则力难烁干湿气,水泛为痰。"故治痰必当治肾胃之二经,健其胃气而痰可化,补其肾气而痰可消矣。方用宜男化育丹。

陈士铎认为有些男子面色痿黄,不能生子者,为"血少之故也","即或成子,必多干瘦",多患疾病,这并非小儿饮食不慎,而是父精之亏所致。因此,父者血少,应当急补其血,方用当归补血汤。

十九、《医宗金鉴》

《医宗金鉴》是清政府编纂的一部医学丛书,刊行于乾隆七年(1742),在全国推广,影响巨大。1749年即被定为太医院医学教育的教科书,"使为师者必由是而教,为弟子者必由是而学"。《四库全书总目》赞其:"有图、有说、有歌诀,俾学者既易考求,又便诵习。"

《医宗金鉴》共90卷,15个分册。图、说、方、论俱备,歌诀助诵。其中订正仲景全书"金匮要略注""嗣育门"中的理论、方剂仍广泛地应用于男科临床。

二十、《医学源流论》

《医学源流论》撰于清乾隆二十二年(1757),作者徐灵胎(1693—1771),名大椿。共收录文章九十九篇,分为上下两卷,上卷为经络脏腑、脉、病、方药,下卷则治法、书论(并各科)、古今。

书中纵横捭阖,所及之处,多有新见,发前人之未发,言常人所不敢言,尤针砭时弊甚多。著述从大道着眼，从细处入手，每发一论，必举一例。

《医学源流论》中的"病同人异论""病症不同论""病同因别论""方药离合论""古方加减论"等理论思想不但适用于男科临床，更是临床各科的诊治法则。

二十一、《傅青主男科》

《傅青主男科》是我国第一部以男科命名的专著，全书涉及男科遗精、滑精、淋、浊、阳强、阳痿、肾子痛、偏坠等8个病种，12首方剂。

傅山认为"男子有交感之时，妇人正在性浓，而男子先痿，阳事不坚，精难射远"的不育症属于阳气大虚。"夫气旺则阳旺，气衰则阳衰，此气也乃五脏之真气，非指命门之火也。盖命门原有先天之火气，然非五脏后天之气不能生"。补脾肾之气，气旺则阳旺，脾肾双补，先后天之气源源不断，以滋命门之火，火为气用，则五脏阳气俱盛，故此法既可起痿，又可助精。临床上患者一般具体表现为：射精时无快感或者快感降低，平时稍怕冷，性欲一般，精液清冷，精液常规一般提示活力较低，密度可正常。治疗可用助气仙丹（人参、黄芪、当归、茯苓、白术、补骨脂、杜仲、山药）。

傅山认为"男子有泄精之时，止有一二点之精"的不育症，属于肾精亏虚，指出少精也是男性不育的主要原因。该病病因为先天不足，肾精轻薄；后天过劳伤其心，饮食伤其脾胃，生化无源。方用生髓育麟丹（人参、山萸肉、熟地黄、桑椹、鹿茸、鱼鳔、菟丝子、山药、当归、麦冬、五味子、肉苁蓉、人胞、柏子仁、枸杞子等）。

傅山认为"男子有精力甚健，入房甚久，泄精之时，如热汤浇入子宫，妇人受之，必然吃惊，反不生育"的不育症，属于精热之故。治法为补其肾中之水，使水旺而火自平，不必加知母黄柏苦寒之类以求奏效。方用平火散（熟地黄、玄参、麦冬、生地、牡丹皮、山药、石斛、沙参）。

二十二、《秘本种子金丹》

《秘本种子金丹》为清代叶天士著,该书首刊于清光绪二十二年(1896),为一部专论房室与求嗣、育子之著。

书中称男子不育为"男子艰嗣"。在"男子艰嗣病源"一节中,对男子不育的病源说得极为详细,这是在其他书中少见的。"疾病之关于胎孕者,男子则在精,女子则在血……"

书中强调:"种子之方本无定轨,因人而药,各有所宜。寒者宜温,热者宜凉,滑者宜涩,虚者宜补,去其所偏则阴阳和而生化者,是即种子之奇方也"。治疗不育症不要固执成方,应根据临床具体情况辨证施治,因证而变,因人而异,有是证用是药,不可固执一方一药,尤忌热毒之品。

二十三、《石室秘录》

《石室秘录》是中医古籍中唯一一部以治法为主要内容和标目的著作,全书分6卷,论述总计129法、17论、7门、16杂病,阐述了内、外、妇、儿、五官等100种左右疾病的证治,收古今成方及作者自定方500余首,其中大多处方为自裁,是理论联系实际、理法方药俱备的治法专著。

《石室秘录》说:"精寒者,肾中之精寒,虽射入子宫,而女子胞胎不纳,不一月而即堕矣。"可见,男方精寒可导致女方不孕,或怀孕之后出现滑胎早产。治疗以"精寒者温其火"为原则,待精得温煦,阳光普照,阴霾消散,自有生机。

《石室秘录》云:"气衰者,阳气衰也。"探究男性不育气衰之内在根源,主要责之脾肾,多因久病体虚,房室不节,脾失健运,气血不充。由于精血同源,若先天不足,禀赋素弱,复加后天失调,水谷精微无以化生气血,可导致肾精亏乏,肾精产生的内在动力不足,宗筋失养,天癸失常,而生育无能。气衰治则在于补气,可采用健脾补肾之法,滋后天以养先天,补中焦以固下元，以期脏腑机能充足，生殖功能旺盛。

《石室秘录》云："痰多者，多湿也，多湿则精不纯，夹杂之精，纵能生子，必然夭折。"其一，痰多湿盛，下注于肾，出现不纯之"夹杂之精"，影响精液质量；其二，"肺为水之上源""脾为气血生化之源"，若上焦肺金痰阻而不利于生水，中焦湿郁而气血生化无源，必定导致下焦肾气受损，精气亏耗，出现少精之症；其三，"肥者多痰"，痰湿阻遏气机，造成精窍不利，射精障碍；其四，痰浊久居，必致气滞血瘀，痰瘀互结，出现子痰、疝气诸症，均可导致男性不育。故"百病多因痰作祟"，无论有形无形之痰均以消除散化为妙。

肾阴亏损，虚火亢盛，又称命门火旺，由于阴虚火旺，出现阴精亏损，精液化生无源而有难嗣之症。《石室秘录》提出："相火盛者，过于久战，女精已过，而男精未施，及男精既施，而女兴已寝，又安能生育哉。"可见相火亢盛，性生活过度频繁、久不射精、夫妻之间不和谐等，都是不利于生育的。因水亏而火旺，故基本治法是补其水，滋阴降火，补肾益精，治其根本。

精少又称少精，《石室秘录》指出："精少者，虽能射，而精必衰薄。"《诸病源候论·虚劳病诸候》中称为"虚劳精少"，指性交时泄精少，甚至只有一二滴，影响生育。由于先天不足，或房室不节，劳心过度，以致耗损精气，精量稀少。肾亏多由素体亏虚，肾气虚弱，命门火衰，阳事不兴所致。肾藏精，精血充实，乃能生育。肾阳衰微或肾阴过耗所至的肾元亏损是导致男性不育的重要因素。精少治法是"添其精"，主要是通过补肾等方法实现，方选五子衍宗丸等化裁。

《石室秘录》云："气郁者，乃肝气抑塞，不能生心包之火，则怀抱忧愁，而阳事因之不振。"因此，气郁所致不育包括三方面：一是因郁而阻，肝郁气滞，情志不舒，疏泄无权，气滞血瘀；或气郁化火，灼伤肾水，肝木失养，宗筋拘急，精巧之道被阻，而影响生育；二是因郁而虚：思虑过度，劳伤心脾，生化无源，气虚血亏则不能化生精液而精少、精弱；三是因郁而乱，气郁则性生活不能协调，临事倒戈，阴阳错乱，无法种玉于兰田。治疗气郁不舒自当舒其气。《石室秘录·卷四·散治法》治郁通用逍遥散变之。

二十四、《女科经纶》

《女科经纶》为清代医学家萧壎编撰，约生活于清顺治至康熙年间，生平不详。据《女科经纶·自序》，知其撰有《医学经纶》一书，"博极群书，兼综条贯"，列举了内科杂病163症，采集古代医籍7000余条而成书。萧氏因感于妇人之病有别于男子，故又专门辑成一部《女科经纶》，"以俾学者知所从事"。该书约成书于清康熙二十三年。

《女科经纶》全书共八卷，分类七门，卷一为月经门，第二为嗣育门，第三至卷四为胎前门，卷五至卷六为产后门，卷七为崩漏门带下门，卷八为杂症门。其中卷二嗣育门，对求嗣生育论证翔实。

萧公认为保养心肾为种子之要素。"肾者，主蛰，封藏之本，精之处也"。肾藏先天之精，乃人体生命之本源，为先天之本；肾精化肾气，肾气分阴阳，肾阴肾阳资助、促进并协调全身脏腑之阴阳，为五脏阴阳之本，因此肾主生殖。在生理方面，萧公引用《素问·上古天真论》"女子七岁，肾气盛，齿更发长；二七而天癸至，太冲脉盛，月事以时下，故有子……七七任脉虚，太冲脉衰少，天癸竭，地道不通，故形坏而无子""丈夫八岁肾气实，齿更发长；二八肾气盛，天癸至，精气溢泻，阴阳合，故能有子……八八则齿发去，五脏皆衰，筋骨懈堕，天癸尽矣，故发鬓白，身体重，行步不正而无子"，认为男女有子以肾气盛实为本。肾精、肾气主持人体的生殖功能，天癸至，女子月经来潮、男子出现排精，男女双方具备了生殖能力；在肾中精气不断充盈滋养下，维持人体生殖功能的旺盛。在病理方面，萧公指出妇人不孕，"不独在女，亦多由男"，特别指出男子肾精充盛对生育的重要性，如果男子纵欲无度，施泄过多，竭精耗气，致使肾精亏竭，难以有子。

对于"养种"，萧公认为"养种，种者，父精是也"。充养精种之道有五大要点："一曰寡欲，二曰节劳，三曰息怒，四曰戒酒，五曰慎味"。

萧公立足于"保养心肾"的总则，推崇这五种男子养精的养生之法，目的在于存阴血、保肾精，使心血旺盛，心神内守，肾精充盈，肾气旺盛。盖因求子既要母血足，土地沃，还要有子可种，故要充养父之精种，方可生根发芽而有子。

萧公认为，种子之道"乘时"，"时者，精血交感之会合也"。《女科经纶》录袁了凡语"天地生物，必有氤氲之时；万物化生，必有乐育之气""妇人一月经行一度，必有一日氤氲之候，于一时辰间，气蒸而热，昏而闷，有欲交接不可忍之状，此的候也，于此时逆而取之则成丹，顺而施之则成胎矣"。因此种子必知氤氲"的候"之时，即现代医学中的排卵期。此时男女交媾，使精血交合，易于受精成卵，发育成胎。

二十五、其他书籍

《玄珠密语》 王冰在《玄珠密语》中提出"五不男"之说，即天、漏、犍、怯、变。天，即"天宦"，泛指男子先天性外生殖器或睾丸缺陷及第二性征发育不全；"犍"为生殖器切除；"变"为两性人，俗称阴阳人，此类病证系男子绝对不育症。"漏"，指遗精；"怯"，指阳痿。

《神农本草经》 《神农本草经》记载了许多增强男性生育能力的药物，如五味子"强阴，益男子精"，称不育为"无子""绝育"。

《褚氏遗书》 南齐褚澄在《褚氏遗书》专论孕育之道，认识到早婚伤精为男性不育的原因之一。如《褚氏遗书·精血篇》有云："男子精未通而遇女以通其精，则五体有不满之处，异日有难状之疾。阴已萎而思色已降其精，则精不出。"又提出晚婚保精则易育，如建平王刘景素，妃姬都美丽而无子，择良家少女入御，又无子。问褚澄求子之道，褚澄答道："合男女，必当其年。男虽十六而精通，必三十而娶。"

《摄生总要·种子方剖》 对于老年男性不育，亦有著述。明代洪基

《摄生总要·种子方剖》对男子老年不育，提倡服兴阳益精之药。"如男子年老，亦堪服枸杞子、肉苁蓉、何首乌，乃兴阳快气，添精补髓之药"（《摄生总要·种子方剖·金精直指》），从虚论治老年男性不育。洪基认为，用过于辛香走窜之品易致不育，"脑、麝之香能害物命，而薰虫及诸异香皆射透关窍而走真气，不可多用，令人乏嗣"（《摄生总要·种子方剖·金精直指》）。

《妇科玉尺》 阳痿、早泄、不射精等病证，均可导致精液不能进入阴道，从而导致不孕，如"五不男"中的"漏""怯"，就属这种情况。清代沈金鳌《妇科玉尺》注意到男子性功能的强弱会影响到精液的排泄，从而影响生育。所以，即使是以生育为目的的性活动，男子亦必须有强健的性功能。如曰："若痿而不举，肝气未至……其精流滴而不射矣。壮而不热者，心气未至也……其精冷而不暖。坚而不久者，肾气未至也……其精不出，虽出亦少矣。此男子求子所贵清心寡欲，以养肝心肾之气也。""清心寡欲"，则精力充沛，性能力自然强盛。

《验方新编》 清代鲍相璈《验方新编》对男性不育的治疗，主张辨证论治。"如先天不足，则用药培之。大抵左尺无力，或脉数有热，此真水虚也，六味合五子丸，以补天一之水。若右尺无力，或迟而厥冷，此真火衰也，八味合五子丸，以补地二之火。若二尺俱无力，或中气馁弱，是水火两亏，气血并虚也，十补丸合五子而大补之。"若兼精薄不凝，精液清稀，加鱼鳔胶、鹿角胶等益精补髓之品。兼精射不远（即流而不射），加黄芪以益气壮射。从上可见，阴中求阳，阳中求阴，滋补肾精，辨证论治，是其治疗男性不育的特点。

《广济秘籍》 男性不育亦要重视安神、节欲。清代李景华认为，安神有利于固摄肾精，强调安神法在不育治疗中的重要作用。《广济秘籍·卷五》曰："求嗣：神能摄精，补肾精药中必加茯神、远志、石菖蒲。"

《集验良方》 对于精少不育，清代年希尧在《集验良方》中提倡节欲一月，同时服用太乙种子方治疗。该方组成：鱼鳔、桑螵蛸、韭子、莲须、熟地、杜仲、牛膝、枸杞子、天冬、龟板、鹿茸、补骨脂、肉苁蓉、茯神、远志、当归、人参、青盐等。该方补肾固精，养心安神，阴阳双补而重于滋阴。

参考文献

[1] 王冰. 黄帝内经素问 [M]. 南宁：广西科学技术出版社，2016.

[2] 朱丹溪. 丹溪心法 [M]. 北京：人民军医出版社，2007.09.

[3] 巢元方. 诸病源候论 [M]. 北京：华夏出版社，2008.

[4] 张琦，林昌松. 金匮要略讲义 [M]. 3版. 北京：人民卫生出版社，2016.

[5] 南京中医药大学. 中药大辞典 [M]. 上海：上海科学技术出版社，2006.

[6] 孙思邈. 备急千金要方 [M]. 沪江医学影北宋本. 北京：人民卫生出版社，1982.

[7] 吴谦，等. 医宗金鉴 [M]. 北京：人民卫生出版社，2006.

[8] 吴勉华，王新月. 中医内科学 [M]. 3版. 北京：中国中医药出版社，2012.

[9] 郭军，焦拥政，耿强. 中医泌尿男科学 [M]. 河南：河南科学技术出版社，2020.

[10] 郭军."脑心-肾-精"在中医男科学中的理论构建及应用 [J]. 世界中西医结合杂志，2020.8：1553-1556.